I0816889

CÓMO SANAR TU ANSIEDAD CUANDO NADIE MÁS PUEDE HACERLO

AMY B. SCHER

CÓMO SANAR TU ANSIEDAD CUANDO NADIE MÁS PUEDE HACERLO

Recuperar el equilibrio de tu vida está en tus manos

Traducción de
Lorena Pontones

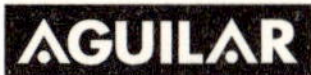

Papel certificado por el Forest Stewardship Council®

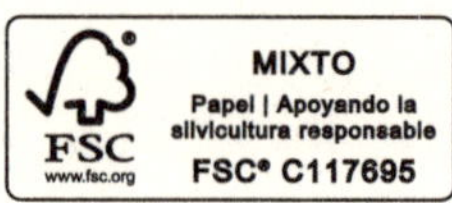

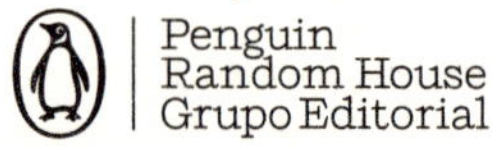

Título original: *How to Heal Yourself from Anxiety when No One Else Can*

Primera edición: octubre de 2025

Printed in Spain – Impreso en España

ISBN: 978-84-03-52534-4
Depósito legal: B-14.315-2025

Impreso en Romanyà Valls, S. A.
Capellades (Barcelona)

AG2534A

Para mi adorada esposa,
cuyo amor y otros superpoderes
me inspiran a ser la mejor y más calmada versión
de mí misma, incluso cuando Mercurio está retrógrado,
que es la mayor parte del tiempo.
Te amo más allá del más allá

Agradecimientos

Gracias a mi adorada, increíble y divertida familia: lo son todo para mí. En especial a mi madre, que siempre me ayuda en las tareas de edición y con quien me río tanto.

Steve Harris, mi agente literario: gracias por seguir siendo el más brillante, amable y divertido agente que hay. Siempre estaré en deuda contigo por hacer que mis sueños de publicación se volvieran realidad.

Al equipo de Llewellyn: Angela Wix, mi fabulosa editora, gracias por ayudarme a hacer que cada idea que tengo sea infinitamente mejor. Eres la mejor de las mejores. Y a Andrea Neff, gracias por ese loco *sprint* a la meta. Este libro no sería lo que es sin ti. Kat Sanborn, gracias por tu entusiasmo y compañerismo para hacer llegar estas páginas a las manos de mis amados lectores.

Sara DiVello: aún, siempre y para siempre; juntas, lo tenemos.

A Nadine Nettman Semerau: ¡aleluya por ti y por tus mensajes constantes! Escribir locuras no sería ni la mitad de divertido si no estuvieras a un clic de distancia.

Kate Kerr-Clemenson: toda autora necesita "una Kate". No sé cómo tuve tanta suerte.

Índice

* * * * * * * * * * * * * * *

Sección IV. Pon todo en orden

Lista de ejercicios y técnicas

* * * * * * * * * * * * * * *

Éstos son los ejercicios y técnicas que aprenderás a lo largo del libro. Consultar esta lista te servirá como referencia para encontrar una práctica específica.

Lista de imágenes

* * * * * * * * * * * * * * *

Esta lista te servirá como punto de referencia para encontrar con facilidad la información visual que necesitas.

Introducción

* * * * * * * * * * * * * * *

Indicaciones esenciales para mejorar tu sanación

Posiblemente hayas llegado a este libro porque te sientes frustrado, asustado, exasperado y quizá hasta el límite. Vivir con ansiedad no es fácil, pero he escrito este libro con la intención de que tu vida no sólo se vuelva más fácil, sino mejor. Más ligera. Más alegre. He dedicado la mía a ayudar a personas como tú, para que dejen de sentirse ansiosas e impotentes y se sientan empoderadas, esperanzadas y curadas.

Si conoces mi trabajo, es posible que sea porque has leído mi libro anterior, *Cómo sanarte cuando nadie más puede hacerlo*, el cual enseña a los lectores a utilizar mi enfoque único para abordar diversos retos físicos y emocionales. Aunque verás que las técnicas y el enfoque general de este libro son similares, *Cómo sanar tu ansiedad cuando nadie más puede hacerlo* se centra directamente en trabajar bloqueos energéticos que están directa y específicamente relacionados con la ansiedad. El enfoque que aprenderás en estas páginas está centrado en ti: una persona que ha intentado de todo y que aún experimenta ansiedad que no le permite vivir la vida al máximo.

Es importante que trabajes estrechamente con tu médico para poder abordar todo lo que contribuye a tu ansiedad. Aunque mi enfoque no sustituye el cuidado médico, he visto una y otra vez que puede ser un complemento extremadamente beneficioso, y en muchas ocasiones ha funcionado cuando otras intervenciones no lo han hecho. El proceso minucioso y efectivo que aprenderás en este libro no interferirá con ninguna de las estrategias que empleáis tu médico y tú. Abordar los desequilibrios emocionales con el sistema de energía es una manera totalmente distinta de trabajar para liberar la ansiedad, pero no tienes que elegir un solo enfoque. Puedes aplicarlos todos.

Con este libro pretendo ayudarte a entender los factores energéticos y trabajar con los que contribuyen a la ansiedad, que no suelen abordarse en otras modalidades de sanación.

Concéntrate en todo el panorama

Desde mi punto de vista, la ansiedad no es el problema. La ansiedad es el resultado del problema real: energías emocionales no resueltas. El objetivo del trabajo que harás no es contener la ansiedad, aprender a liderar con ella o soportar lo suficiente como para simplemente sobrellevar el día. Es algo mucho más grande: abordar de verdad todas las causas energéticas de la ansiedad y liberarlas para que te sientas más feliz, sano, relajado y menos preocupado. El objetivo es que te sientas tan relajado y seguro en el mundo como sea posible, incluso cuando las circunstancias no sean perfectas. ¡Esto incluye ser más amable contigo mismo! Nunca he conocido a un cliente que no sea demasiado duro consigo mismo, una tendencia que refuerza la ansiedad. Ser menos duro contigo supondrá una gran diferencia. Todas las técnicas que usarás en este libro te ayudarán a sentirte relajado y seguro, que es lo opuesto a la ansiedad. Las dos energías no pueden coexistir.

Que no lleves la vida que siempre has deseado no quiere decir que estés roto. De hecho, es lo opuesto.

Cuando nos enfrentamos a un reto como la ansiedad, nos obligamos a plantarle cara y superarlo. El esfuerzo incluso puede ayudarnos a convertirnos en la persona que debíamos ser. Eso es lo que estás haciendo al seguir mi enfoque. Estás atravesando el problema, liberándote de él y abriéndote de maneras que sólo podrían darse si el proceso supone un reto para tu paciencia y tu perseverancia. ¡Eres una estrella de rock! Y en cuanto a la pregunta del millón, "¿Por qué yo?", mi respuesta es que no importa. Estás donde estás por algún motivo que quizá no entiendas del todo. Como alguien que ha atravesado este proceso y ayudado a muchos otros a superarlo, te puedo asegurar que hay un propósito superior que quizá aún no ves. Aún. Pero al llegar y hacer este trabajo de sanación, estás ayudándote a lograrlo más rápido.

Al centrarte en el objetivo de sanación de la ansiedad en vez de concentrarte sólo en lidiar con ella de forma puntual, lograrás cambiar tu vida entera.

Sanar tu ansiedad depende de usar tu posición actual como oportunidad para dejar ir lo que te tiene bloqueado. Esta práctica te ayudará a alcanzar la versión más relajada y ligera de ti. Cuando parezca que funciona, sigue. Cuando parezca difícil y creas que no está funcionando lo suficiente, sigue. Tu nuevo mantra de sanación es éste: *panorama más amplio, panorama más amplio, panorama más amplio, panorama más amplio.*

Cómo te ayudará este libro

La mayoría de las personas con las que he trabajado y que han luchado contra la ansiedad han tenido que lidiar con ella durante mucho tiempo y suelen estar atrapadas en un patrón negativo de culpabilidad. Si te resulta familiar, aquí estoy para ayudarte. Este libro te ayudará a entender lo que has estado viviendo.

De nuevo, la ansiedad no es el problema. No es simplemente miedo, como muchas personas creen; es el resultado de un problema real: energías emocionales sin resolver. Es una mochila emocional. Lo que aprenderás en las siguientes páginas no sólo te dará una nueva perspectiva, sino que te presentará un proceso de sanación que puede ser muy distinto de cualquier cosa que hayas intentado. A lo largo de los siguientes capítulos compartiré mucha información sobre la ansiedad y te mostraré exactamente cómo usarla para sanar.

Con este libro no sólo pretendo que te sientas mejor. En él también explico mi enfoque para sanar la ansiedad desde la raíz por medio de una perspectiva energética. Trataremos muchas cuestiones en este tiempo juntos, pero la verdadera sanación vendrá del trabajo, de retirar lentamente las capas de energía emocional que te mantienen bloqueado e integrar en tu vida lo que aprendas. No tendrás que hacer todo lo que está en este libro para aliviar tu ansiedad y tampoco deberás hacerlo todo a la perfección. Este proceso no requiere que trabajes en ti durante horas; te prometo que haré tu viaje lo más ameno posible. Aprenderás cómo liberar energía emocional vieja (la mochila emocional) y la ansiedad atada a ésta y a la que tu cuerpo probablemente lleva demasiado tiempo aferrado. El proceso que estás a punto de emprender ha resultado exitoso para mí y para miles de personas que han seguido mis programas en línea.

Las técnicas de este libro

Aunque existen muchas técnicas de terapia energética, la mayoría requieren herramientas especiales o ayuda de otras personas. Todas las técnicas que aprenderás en este libro te darán poder total sobre tu travesía. No necesitarás depender de nada ni nadie más allá de ti para ayudarte a practicarlas.

Éstas son las principales técnicas que aprenderás:

- Técnica de liberación emocional (TLE)
- Golpeteo de chakras
- Test y golpeteo del timo
- El intercambio

A excepción de la técnica de liberación emocional (TLE), las principales técnicas de este libro son las que yo creé en mi propio proceso de sanación y que ahora se utilizan ampliamente en todo el mundo. Te daré sugerencias para ayudarte a aplicar directamente a tu situación cada una de las técnicas que te enseñaré.

Además de las cuatro técnicas principales, aprenderás otras que te ayudarán en tu viaje de sanación. Puedes encontrar la lista completa de técnicas y ejercicios en la primera parte del libro. La mejor manera que tengo de enseñarte estas técnicas es explicar cómo las uso para mí. No obstante, por favor, toma mis explicaciones como indicaciones orientativas y no dudes en modificarlas y adaptarlas a tus necesidades. Yo he cambiado todas estas técnicas a lo largo de los años conforme he crecido y he aprendido: he variado su duración, he cambiado palabras o guiones, he hecho golpeteo un número distinto de veces, y más. ¡Y tú tienes todo mi permiso para hacerlo! Cuando estaba sanando, solía hacer las siguientes variaciones: utilizaba una técnica durante más o menos tiempo que el sugerido, cambiaba palabras o guiones para adaptarlos a mi situación específica, hacía golpeteo un número distinto de veces de las recomendadas, y más.

El verdadero secreto para el éxito no tiene que ver con cómo utilices estas técnicas, sino con descubrir qué puede liberarse y luego mantenerse. En nuestro trabajo juntos, quiero que ejerzas la función de detective curioso en relación con tus energías emocionales, pero intenta que no te obsesione seguirlo todo a la perfección. Es mucho más importante y efectivo utilizar la información que reúnas para hacer lo que puedas, cuando puedas y de la manera que más te beneficie. Es imposible liberar toda la energía de la mochila, y no pasa nada. Recuerda: buscamos una mejoría global e intentamos abordar áreas distintas para tener una sanación general. Ese enfoque es mucho más que suficiente. Quiero que alcances la sanación de la manera que mejor te funcione y que no te estanques por temor a hacerlo "mal".

Cómo usar este libro

Liberar ansiedad utilizando mi enfoque es esencialmente una reconstrucción de todo tu sistema de energía. Vamos a trabajar en muchos aspectos distintos de sanación para conseguir los mejores resultados posibles. El libro ha sido escrito en parte como un proceso de exploración, en parte como un manual y en parte como manera de ofrecer información y motivación necesarias para que sigas avanzando cuando te cueste trabajo. Los ejemplos de la vida real que comparto son de sesiones en las que mis clientes se ofrecieron como voluntarios o me dieron permiso para contar sus historias. Aun así, el nombre de cada cliente y los detalles que pudieran identificarlos han sido modificados por completo para proteger su privacidad.

La manera más efectiva de leer este libro y utilizar mi enfoque es leer, aprender y practicarlo conforme se avanza. Te invito primero a probar las cosas, ver cómo te sientes en el proceso, y actuar mientras lees cada uno de los apartados. Cada capítulo está elaborado en torno a lo último que aprendiste, así que ir en orden es la mejor manera de realmente entender e incorporar lo que aprendas. Hay ocasiones en que alguien me dice: "¡Leí tu libro entero y aún no me siento bien!", para luego descubrir que no ha puesto en práctica las técnicas. Mi enfoque puede cambiar tu vida solamente si lo integras a tu vida.

Recuerda, nuestra meta de panorama amplio es lograr que te sientas lo más relajado y seguro que sea posible en el mundo, incluso cuando las circunstancias de la vida no sean perfectas. Cada página en este libro te ayudará a conseguir esa meta principal. Quiero asegurarte que incluso el hacer un poco de cada parte de mi enfoque puede hacer una gran diferencia positiva en cómo te sientes.

- Parte 1: Calma y contén tu cuerpo
- Parte 2: Lidiar con tus sentimientos
- Parte 3: Libera emociones bloqueadas
- Parte 4: Libera experiencias no procesadas del pasado
- Parte 5: Cambia creencias dañinas

No necesitas comprender toda tu mochila emocional y resolverla de la noche a la mañana. De hecho, ni siquiera podrías lograr trabajar toda emoción bloqueada, toda experiencia no procesada o toda creencia dañina incluso si lo intentaras. Nunca logramos abarcar todo. Está bien. De todas maneras puedes sanar. Definitivamente yo no me he liberado de toda mi mochila emocional, pero de todas maneras llevo una vida feliz y sana. Te guiaré para que logres lo mismo.

Una vez que hayas leído y utilizado lo que aprendiste en cada capítulo de este libro, conocerás mi método completo. Mi enfoque de sanación no es un proceso paso a paso en el que haces una cosa, lo eliminas de la lista y luego pasas al siguiente elemento. Así que hablamos de la mejor manera de hacer que mi enfoque te funcione.

Dónde empezar para sanar

Lo primero que debes saber sobre dónde empezar el proceso de sanación es esto: empezar es lo único que importa. No importa dónde empieces a trabajar la ansiedad porque no tienes que liberar o limpiar cada emoción negativa, cada creencia o cada patrón de tu vida con el fin de sanar la ansiedad. Simplemente no tienes que ser perfecto o hacer este trabajo a la perfección para sanar y ser feliz. ¡Qué alivio!

También, la mente y el cuerpo realmente son mente-cuerpo. Ambos están tan interconectados que es casi imposible enfocarse en un aspecto de la ansiedad sin también sanar, sin darnos cuenta, otras partes de nuestro ser. Esto quiere decir que con frecuencia estarás haciendo más trabajo positivo y recibiendo más beneficios que los que puedas pensar.

Por ejemplo, un cliente padecía ansiedad severa cuando tenía que ir a una tienda, incluso si iba a comprar un artículo del supermercado. Esto conllevaba tantos retos que prácticamente se encerró en su casa. La meta principal de nuestro trabajo juntos fue hacer que se sintiera lo suficientemente cómodo y relajado cuando entrara y estuviera en una tienda. Después de varias sesiones le gustó mucho descubrir que podía ir sin problema a cualquier tienda y quedarse ahí el tiempo que quisiera. Después de un par de meses recibió una gran sorpresa: los dolores de cabeza frecuentes que le daban cada mañana al despertar empezaron a reducirse en intensidad y, finalmente, ¡desaparecieron por completo! Debido a que un problema puede estar conectado con muchos otros, solemos hacer una liberación mucho más extensa que la que nos damos cuenta. Cuando liberamos energías relacionadas con su ansiedad, obviamente creamos un gran cambio en su relación con los dolores de cabeza. ¡Un extra!

Esa experiencia con mi cliente es un ejemplo perfecto de por qué no debemos centrarnos en qué orden exacto seguir para hacer las cosas. Simplemente hay que seguir picando la piedra desde cualquier ángulo que se tenga. Quiero que confíes en que todo lo que estés trabajando —sin importar lo pequeño que pueda ser— es parte del panorama más amplio de tu sanación.

Qué esperar durante el proceso de sanación

Empezar un nuevo proceso de sanación es emocionante pero también puede causar cierta ansiedad por ser nuevo. Saber qué esperar puede ayudar a mitigar el miedo o la duda y acelerar la sanación. Aquí hay algunas cosas importantes que debes saber.

¿Cuánto tardaré en ver resultados?

Mientras usas las técnicas contenidas en el libro para liberar ansiedad, es posible que sientas alivio inmediato o quizá requieras de persistencia y tiempo. Ambos están bien. La velocidad a la que veas resultados no es relevante en tu éxito general. Cada uno de nosotros es único, tenemos diferentes patrones, capas y reacciones ante el trabajo de sanación. Lo sé, lo sé, quizá ésa no es la respuesta que esperas. Sanar es un proceso que implica trabajar lentamente en capas de cuestiones emocionales que han contribuido con que estés donde estás. Es un proceso tejido y en movimiento al que no podemos ponerle una línea de tiempo. Yo me sentí muy frustrada por esto durante mi propio proceso de sanación, pero pronto descubrí que el cuerpo sabe exactamente a qué paso y en qué orden necesita liberar las cosas.

He descubierto una y otra vez que cuando simplemente nos dejamos llevar por la corriente, se da la sanación. A veces las energías aparentemente pequeñas necesitan liberarse antes de poder llegar a capas más grandes que están provocando síntomas permanentes. Confía en tu intuición sobre adónde ir utilizando las herramientas y técnicas de este libro. A veces veo mayores beneficios cuando un cliente y yo exploramos algo para lo que nunca habría planeado. A veces las cosas cambian muy rápido y a veces el cambio es más sutil y gradual. Si la ansiedad que experimentas lleva mucho tiempo ahí, es más probable que tardes más trabajando en ella desde diferentes ángulos para notar un cambio. La ansiedad no suele presentarse de la noche a la mañana, incluso si se siente así. Eso quiere decir que tampoco es probable que desaparezca así como así. No obstante, suelo ver que las personas muestran mejoría en tan poco como unos días o unas cuantas semanas. Y también hay milagros (o lo que yo llamo "maravillas de una sesión", así que mantente abierto a ver resultados instantáneos.

Procesar energía vieja para sacarla de tu cuerpo

Cuando liberas y mueves energía, la gente suele sentir que hay procesos llevándose a cabo. Este proceso se da cuando tu cuerpo libera por completo energía vieja de tu campo de energía, el cual se extiende mucho más allá de tu cuerpo físico. Ese procesamiento normalmente dura de tres a cinco días, aunque puede tener mayor duración en algunas personas. A lo largo de este tiempo, es posible que te sientas temporalmente peor mientras que tu cuerpo suelta lo viejo y se recalibra. No hay necesidad de preocuparse por ello, ya que esta fase de procesamiento nunca es permanente.

Al trabajarlo más, te pondrás en sintonía con el proceso de liberación de tu cuerpo. Yo casi siempre veo que si a una persona le cuesta trabajo al principio, se vuelve más fácil conforme su cuerpo se ajusta al proceso de liberación. Si el procesamiento realmente te cuesta trabajo, desacelera y trabaja en pasos de bebé, descansa más, bebe más agua y utiliza el guion Alivia la incomodidad al procesar incluido en el apéndice.

Cómo se siente la terapia energética

Al realizar las técnicas incluidas en el libro es probable que percibas ciertas señales de que se está moviendo la energía, por ejemplo, bostezos, eructos, escalofríos, ruidos en tu estómago, estornudos, secreción nasal u ojos llorosos, o que incluso sientas las emociones con más intensidad que antes. Todo esto es buen indicador de que tu cuerpo está liberando energía emocional vieja y de que las cosas se están moviendo. En particular, los bostezos son señal de que tu sistema nervioso se está relajando, y un sistema nervioso relajado te pone en modo de sanación. Si no sientes nada, tampoco pasa nada. He tenido varios clientes que no han experimentado señales de liberación de energía a lo largo del proceso pero que igualmente han sanado de la ansiedad. En mi caso, ¡yo bostezo sin parar! Y de vez en cuando, si yo o alguno de mis clientes libera gran cantidad de energía, estornudo. Bromeo de que mi estornudo vale diez bostezos en una sesión. Así como el ritmo de sanación de cada persona es distinto, el proceso de sanación también lo es.

¿Cuánto tiempo debo dedicarle al trabajo de energía?

Como estás trabajando en modificar viejos patrones energéticos y estás reentrenando a tu sistema para estar equilibrado y en calma, la consistencia es la clave. Es probable que tu cuerpo se haya mantenido en un patrón de aferrarse por cierto tiempo. La meta es integrar estas técnicas en tu vida con el fin de reentrenar tu cuerpo para soltar. Cuando empecé a usar terapia energética para sanar, me propuse ser organizada y metódica en el proceso. ¡No me duró mucho! Pronto aprendí dos lecciones importantes. Primero, manejar emociones al hacerte consciente de ellas en la vida diaria es algo esencial para sanar. (Aprenderás sobre esto en el capítulo 5.) Si te imaginas a ti mismo como una olla de agua hirviendo, podrás comprender por qué liberar un poco de vapor (emociones) a la vez es mejor que esperar hasta "tener tiempo de lidiar con ellas". Segundo, necesitas dedicar tiempo aparte para hacer trabajo más profundo como liberar equipaje emocional del pasado. (Hablaremos de esto en la sección III.) No hay una fórmula establecida para definir con cuánta frecuencia debes trabajar en ti o cuánto tiempo trabajar en cada tema que encuentres.

Te sugiero hacer lo siguiente:

- Empieza con las prácticas base que aprenderás en el capítulo 1.
- Haz los ejercicios del capítulo 4 varias veces al día para calmarte y reentrenar tu sistema.
- Utiliza las técnicas del capítulo 5 para trabajar tus sentimientos a diario, conforme lo necesites.
- Haz varias sesiones de liberación de energía a la semana para trabajar la raíz de la ansiedad (de la sección III).

Los minutos que dediques a este trabajo de manera constante pueden cambiar tu vida.

¿Necesito llevar un registro de mi proceso?

Te sugiero dedicar un cuaderno a tu sanación emocional y anotar en él pensamientos, ideas o recuerdos que te vengan a la mente conforme aprendas. Es posible que eso te dé información sobre por qué te sientes como te sientes, cuándo empezaron ciertos retos para ti, u otras ideas y claves sobre aquello que necesitas abordar. Te puede ser útil tener un lugar para anotar ideas que tengas sobre sanar, pequeños cambios que notes en la ansiedad y observaciones de las que te hagas consciente a lo largo del camino. Tendrás muchas ideas sobre qué necesitas liberar conforme descubras el tipo de cosas que te hagan seguir bloqueado. Simplemente anótalas en tu diario. Quitar esas capas de bloqueos emocionales es una maratón, no un *sprint*. Simplemente haz una lista continua para que siempre tengas algo que puedas trabajar.

Cómo saber si estás progresando

Juntos trabajaremos en la ansiedad utilizando un enfoque energético, y conforme esta energía cambie, analizaremos señales sutiles de cambio. Es normal en principiantes o en quienes quieren sentirse mejor de manera instantánea (¡por supuesto no culpo a nadie por ello!) ignorar estas señales. Las señales de sanación sutil incluyen las siguientes:

- Sentirse incluso un 1 % menos ansioso.
- Tener un ataque de pánico que dure menos tiempo que lo usual.
- Recuperarte más rápido de cualquier aumento de ansiedad.
- Sentir esperanza acerca de tu ansiedad y sobre tu futuro en general.

Todo esto es indicador de que algo está cambiando de manera interna. A veces puedes sentir que nada mejora y luego de repente todo eso que has estado liberando genera un cambio que realmente puedes ver y sentir. Para sanar de manera profunda y permanente, no siempre hay una solución rápida. Sanar no siempre se da de la manera en que imaginamos o queremos, pero eso no quiere decir que no esté sucediendo.

¡Es momento de empezar! Haré este proceso lo más sencillo y gratificante que sea posible. Al final de nuestro tiempo juntos no sólo entenderás por qué has estado luchando hasta este punto sino que también estarás en proceso de fortalecerte hasta lo más profundo para que te sientas fuerte, equilibrado y en calma.

Es tu momento.

Sección I

* * * * * * * * * * * * * * *

Mi enfoque para la sanación de la ansiedad

Capítulo 1

* * * * * * * * * * * * * * *

Terapia energética para una autosanación poderosa

Mi enfoque para trabajar con la ansiedad surgió de mi propia experiencia al padecerla y luego sanarme. En este capítulo compartiré contigo mi historia personal de vivir con ansiedad y mis descubrimientos sobre el sistema de energía del cuerpo y cómo puede accederse a él para una verdadera sanación. También te presentaré el enfoque que creé para sanar la ansiedad, el cual ha ayudado a muchas personas a sanar cuando nada más les ha funcionado.

Mi historia de éxito con la terapia energética

Yo era una niña feliz, creativa y sociable que creció en una familia que promovía el amor, la autoexpresión y la seguridad. Pero también había otro lado de mí que contrastaba totalmente con ello. Sentía que por dentro siempre estaba preocupada. Me preocupaba por cosas a las que otros niños parecían no darles importancia, como tener que separarme de mis padres todo el día cuando estaba en el colegio, suspender un examen, molestar a la gente, cometer errores, tener un accidente de coche, que mis padres murieran y casi cualquier otra situación que puedas pensar. Debajo de mi yo feliz y afortunado, tenía una constante sensación de estar al límite, sintiendo siempre que llegarían malas noticias o que algo iba a pasar. Me sentía responsable de todo y de todos los que me rodeaban.

Tenía diez años cuando murió mi abuelo, y casi de manera inmediata mi padre empezó a luchar contra la depresión. Pero nunca había compartido con nadie lo que realmente me afectaba. De hecho, siempre había tenido un patrón natural de mantener mis emociones guardadas en lo más profundo. No quería alterar las cosas ni molestar a nadie. Más bien luchaba por ser la persona que podía con todo. Y muchas veces era justamente esa persona. El problema es que rara vez me permitía romperme en pedazos, incluso cuando realmente lo necesitaba.

Fue en los años posteriores a la muerte de mi abuelo y de que mi padre enfermó que las cosas realmente empezaron a afectarme. Empecé a faltar mucho al colegio, me enfermaba todo el tiempo, y me sentía ansiosa por ninguna razón aparente. Vi a varios tipos de médicos y terapeutas para que me ayudaran con todo eso, y finalmente me recetaron varios antidepresivos y ansiolíticos. Para cuando me gradué de bachillerato, estaba lidiando con la ansiedad, pero sólo por medio de medicamentos, y la ansiedad seguía ahí, en cierto nivel.

En 2007, después de casi morir debido a una enfermedad misteriosa que me había estado afectando durante años, finalmente me diagnosticaron enfermedad de Lyme crónica o en estado tardío. Este diagnóstico sólo aumentó los temores sobre la vida que ya tenía desde antes: *El mundo no es un lugar seguro. Algo más pasará. La gente se enferma y muere.*

Fue en ese periodo de tiempo que empecé a darme cuenta de cuánto me estaba afectando mi patrón de supresión emocional. La ansiedad siempre había sido un gran problema en mi vida, pero estar tan físicamente enferma hizo imposible que me alejara de ella por primera vez en mi vida.

A lo largo de mi camino de sanación de la enfermedad crónica, entendí que la ansiedad había tenido un papel fundamental en la manifestación de la enfermedad física en mi persona. La ansiedad le había cobrado caro a mi cuerpo desde hacía años, antes de que se desarrollara cualquier problema físico.

Siempre creí que la ansiedad era algo que salía de la nada y que no se podía controlar y con lo que yo tendría que vivir para siempre.

Y mi perspectiva de la ansiedad sólo alimentó mi temor original de no estar a salvo.

Fue cuando miré hacia dentro para abordar los problemas emocionales que me habían estado persiguiendo a lo largo de gran parte de mi vida que todo empezó a cambiar y mejorar. Al seguir este camino descubrí una sorprendente verdad sobre la ansiedad. La ansiedad no es un padecimiento en sí mismo sino un efecto secundario de un patrón peligrosamente dañino que muchos humanos, como yo, aprenden a perfeccionar: reprimir emociones. La ansiedad era la forma en que mi cuerpo me hablaba, me alertaba sobre el hecho de que algo no estaba bien y necesitaba ponerle atención. Cuando ignoré el mensaje de que mi cuerpo no estaba contento con mis patrones emocionales poco saludables, mi cuerpo me habló por medio de síntomas físicos.

Me di cuenta de que para sanar por completo y de forma permanente debes convertirte en quien realmente eres, y no puedes serlo cuando estás reprimiendo cómo te sientes.

Esta epifanía me ayudó a abordar la sanación desde una nueva perspectiva: utilizando la terapia energética para acceder a mi almacén de emociones, trabajar con mi mente subconsciente y liberar patrones profundamente arraigados que yo desconocía. Al hacerlo, me curé de adentro hacia fuera utilizando el mismo proceso que te voy a enseñar en este libro.

Las emociones y el sistema de energía del cuerpo

Crecí comprendiendo que mi cuerpo era la masa física que albergaba los órganos, me provocaba angustia en la adolescencia y me hacía torpe en los deportes. Pero en realidad nuestro cuerpo es mucho más que lo que vemos. Todo lo que hay en el universo (incluyendo a los seres humanos) es energía. Estamos hechos de un sistema de energía complejo en el que corren impulsos eléctricos a través de nosotros. Estos impulsos generan un efecto en cada parte del cuerpo: los órganos, músculos, glándulas y todo lo demás. Cada parte de nosotros interactúa con este sistema de energía, incluyendo nuestras emociones, pensamientos y creencias. De hecho, ¡nuestras emociones de verdad son energía!

Hace mucho que se sabe que las emociones están guardadas en el cuerpo a nivel celular. La doctora Candace Pert, autora de *Molecules of Emotion*, fue la persona que me abrió los ojos a esto. El trabajo de la doctora Pert se basa en descubrimientos importantes sobre cómo los sentimientos y las emociones no expresadas sobre las experiencias pueden bloquearse en el cuerpo. Ella explica que sólo cuando se expresan las emociones los sistemas del cuerpo se hacen un todo o, en otras palabras, sanan: "Cuando se reprimen las emociones, se niegan, no se dejan ser lo que sea que deban ser, nuestras redes y caminos se bloquean deteniendo el flujo de químicos vitales del bienestar y unificadores que definen nuestra biología y nuestro comportamiento".[1]

La ansiedad no es una entidad maligna que intenta arruinar tu vida ni el producto de una infancia infeliz; simplemente es el mensajero de las emociones que necesitan expresarse en el cuerpo. Cada humano tiene emociones, que hacen que todo humano sea susceptible a la ansiedad.

Yo veo el sistema de energía como la red de alcance que abarca la mente y el cuerpo, y la terapia energética es una manera de entrar para que podamos acceder a las emociones guardadas en nuestro sistema y liberarlas. La psicología de la energía, que es la base de este libro, es un conjunto de técnicas de terapia energética que específicamente aborda la relación entre el sistema de energía y las emociones, pensamientos y el comportamiento. Al usar la terapia energética de esta manera, podemos liberar las energías emocionales relacionadas que contribuyen con la ansiedad. Ya no se trata de sólo lidiar con ella.

¡Puede ser que conozcas el concepto de energía en el cuerpo y ni siquiera lo sepas! Las herramientas médicas modernas de diagnóstico como los electroencefalografías (que miden las ondas cerebrales) y los electrocardiogramas (que miden la actividad eléctrica del corazón) esencialmente miden un tipo de energía. Esta tecnología ha existido por mucho tiempo, pero hay otro tipo de energía que aún no es detectable con la mayoría de las herramientas modernas. Este tipo

---

1 Doctora Candace B. Pert, *Molecules of Emotion: Why You Feel the Way You Feel* (Nueva York: Scribner, 1997), p. 273.

de energía suele llamarse energía sutil. Esta energía sutil ha sido vista y sentida por curadores y personas sensibles a la energía desde hace miles de años. La medicina china tradicional y la medicina ayurvédica, ambas sistemas médicos antiguos, se basan en abordar las energías sutiles del cuerpo. Las energías sutiles son aquello con lo que trabajaremos a lo largo de este libro. Todo lo que te afecta está conectado con este sistema de energía. Puedes considerarlo la base o el corazón de tu ser. Y al trabajar con este sistema, puedes cambiar todo en este campo. El sistema de energía te ayuda a acceder a las emociones que te han mantenido bloqueado para que las dejes salir.

Dentro del sistema de energía sutil del cuerpo hay varias partes (o subsistemas): chakras, meridianos, auras y más. A lo largo de este libro trabajaremos directamente con los meridianos y los chakras. No obstante, debido a que todas las partes de tu sistema de energía trabajan en conjunto, afectaremos y fortaleceremos todas.

Panorama general de los meridianos y los chakras

Más adelante en el libro aprenderás cómo trabajar con dos partes importantes de tu sistema de energía: meridianos y chakras. Aquí tienes un panorama general para que conozcas estas increíbles partes de tu sistema corporal.

Meridianos

Hay varias vías que fluyen a través de todo tu cuerpo y llevan energía a todas partes siguiendo un camino específico: órganos, glándulas, músculos y más. Cada meridiano tiene su nombre, se asocia con una función específica en el cuerpo y se relaciona con emociones específicas. Aprenderás más sobre los meridianos en el capítulo 5 cuando aprendas la técnica de liberación emocional (TLE).

Hay un meridiano específico —llamado meridiano de triple calentador— que es tan poderoso e importante para tu salud física y mental que actúa como su propio subsistema de energía. El meridiano de triple calentador gobierna lo que se conoce como la respuesta de pelear, huir o quedarse helado en el cuerpo, la cual yo defino como el "modo de descontrol" del cuerpo. Aprenderás más sobre el meridiano de triple calentador y sobre cómo trabajar con él en el capítulo 4.

Chakras

Los chakras son centros de energía giratoria en el cuerpo que guardan las energías de viejas historias y de huellas que han quedado a lo largo de nuestra vida. Cada chakra cubre una parte específica del cuerpo, se correlaciona con emociones específicas y afecta al área física del cuerpo en donde se localiza. Veremos más sobre los chakras en el capítulo 5 cuando aprendas la técnica de golpeteo de chakras.

Los síntomas, tanto emocionales como físicos, se crean cuando nuestras energías están afectadas, fluyen de manera irregular o se vuelven flojos o se bloquean. Incluso si tu reto primario es la ansiedad, los desequilibrios energéticos que pueden contribuir con ella también suelen sentirse en el cuerpo. Un desequilibrio de energía en tu sistema puede sentirse como un nudo en la boca del estómago, ardor en el pecho o tensión en la espalda o el cuello. Estos tipos de síntomas son indicadores de que estás experimentando una falta de flujo de energía hacia esas áreas en específico debido a energía emocional bloqueada. Así se define un desequilibrio.

Hay muchas cosas que interactúan con y afectan negativamente a nuestro sistema de energía, incluyendo los alimentos que ingerimos, las toxinas del ambiente y dónde vivimos y trabajamos. No obstante, en mi experiencia, las energías emocionales suelen tener un mayor impacto en nosotros que este tipo de factores externos. De hecho, liberar energía emocional bloqueada puede ayudar a fortalecer todo el cuerpo, haciendo menos probable que reaccionemos de forma adversa a otras cosas. Con el fin de reequilibrar el sistema de energía del cuerpo, necesitamos liberar las emociones guardadas en él.

Los diferentes enfoques energéticos y sistemas de sanación pueden abordar partes específicas del sistema de energía general. Por ejemplo, nos centraremos sobre todo en los meridianos y los chakras. Pero recuerda que debido a que todos los subsistemas trabajan en conjunto, todo tu sistema se verá beneficiado.

La historia de Jan es un gran ejemplo. El médico de Jan la envió conmigo debido a que le habían hecho varios exámenes de sangre que indicaban que las enzimas de su hígado estaban elevadas. No podían descubrir por qué era así ni qué hacer con ello. Durante años, Jan había luchado con la ansiedad, la cual estaba parcialmente bajo control debido a que se medicaba, pero recientemente había reaparecido. Su médico sospechaba que todos estos síntomas estaban relacionados. Jan y yo trabajamos para identificar y liberar energías emocionales de su pasado que estaban bloqueadas en el cuerpo, tal como tú aprenderás a hacerlo en la sección III. En sólo unas semanas sus niveles de ansiedad y las enzimas de su hígado disminuyeron drásticamente. A lo largo del tiempo en que trabajamos juntas no hizo ningún otro cambio. Descubrimos que su aumento de ansiedad había sido causado por emociones bloqueadas en su cuerpo, en particular en el área del hígado. Cuando usamos la terapia energética para liberar las emociones que causaban los bloqueos en su sistema de energía, el flujo de energía regresó a su hígado y logró funcionar adecuadamente de nuevo.

Si has agotado todas las alternativas usuales para aliviar la ansiedad, como me sucedió a mí, creo que verás que mi enfoque es refrescante y revelador. Espero que te lleve a una nueva forma de entender la ansiedad, demostrarte que tienes más poder del que crees y ayudarte a mejorar tu vida. La mejor parte es que trabajar con tu sistema de energía es gratis y efectivo y no tiene efectos secundarios. Y no interferirá con el plan de tratamiento que actualmente estés llevando con tu médico.

Por qué es tan beneficiosa la terapia energética

Si eres como yo solía ser, quizá sientas que la autosanación conlleva mucha presión. Tal vez te parezca imposible imaginar cómo podrás llegar a sentir calma, relajación y equilibrio cuando estás luchando contra tanto en el presente. Pero permítete explicarte por qué y cómo es absolutamente posible.

Uno de los principales causantes de la ansiedad es el sentirse inseguro en este mundo, lo cual genera la respuesta de pelear, huir o quedarse helado en el cuerpo. La autosanación trabaja inmediatamente para contraatacar esa sensación tan arraigada en cada aplicación. En esencia, revierte la sensación de impotencia. Al usar la autosanación estarás reafirmando los mensajes de "puedo estar bien sin importar qué pase" y "¡puedo ayudarme a mí mismo!" Estos dos mensajes son esenciales para curar la ansiedad. Te ayudarán a sentirte seguro en tus manos. Controlar tu proceso de sanación de esta manera ayuda a mejorar tu sentido de seguridad y capacidad y elimina parte de lo que provoca la ansiedad desde el inicio. En otras palabras, la práctica de la autosanación actúa como una modalidad antiansiedad en sí misma, más allá de las técnicas o prácticas que utilices. ¡Éste es un increíble beneficio añadido de hacer este trabajo! A lo largo del proceso que seguiremos en este libro te darás cuenta de que eres parte de la solución a un problema sobre el que has sentido que no tienes control.

El único requisito para sanar es que necesitamos hacer lo que nos corresponde para liberar emociones, creencias y patrones que ya no nos funcionan. Éstas son las energías que nos hablan a través de la ansiedad. Nuestro trabajo es escuchar y responder a los mensajes del cuerpo. El resto se dará por sí mismo. Incluso si tienes el apoyo de medicamentos y terapias que quizá ya estés tomando, no podemos liberarnos de hacer el trabajo interno si realmente queremos liberarnos de la ansiedad. Necesitamos identificar y liberar patrones emocionales que hemos tenido almacenados por mucho tiempo dentro de nosotros. Para poder eliminar la ansiedad necesitamos ayudar a nuestro cuerpo a relajarse, calmarse y comprender el mensaje de que estamos a salvo.

Una introducción a mi enfoque

Hay cinco partes principales que hay que trabajar en mi enfoque para poder asegurarnos de trabajar todo los componentes energéticos de la ansiedad. No todos tienen que hacerse al mismo tiempo y no todos tienen que hacerse a la perfección y por completo, pero la idea es tener los cinco en mente para obtener los mejores resultados.

Parte 1: Calma y controla tu cuerpo

Si has estado experimentando ansiedad, es posible que tu cuerpo tenga el hábito de estar en modo descontrolado. Este estado suele definirse como la respuesta de pelear, huir o quedarse helado, ya que tu cuerpo responde al estrés en una de las siguientes maneras: pelea para superar (o librarse de) el estrés, huye o intenta alejarse del estrés, o se queda pasmado para poder lidiar con el estrés. Cuando experimentas emociones difíciles o un trauma físico o emocional, la respuesta de pelear, huir o quedarse helado se dispara en tu sistema de manera temporal. Ésta suele ser una respuesta saludable ante el estrés, pues te ayuda a sobrevivirlo. No obstante, si guardas en tu cuerpo energías emocionales relacionadas con el trauma mucho tiempo después del evento que causó el estrés, puedes quedarte bloqueado en este estado de descontrol.

La respuesta de pelear, huir o quedarse helado está gobernada por el meridiano de triple calentador, una dinámica energética que es una parte importante del sistema de energía general y que está muy relacionada con la ansiedad. También se relaciona con patrones de autosabotaje, los cuales pueden evitar que des incluso el más pequeño paso en la dirección correcta. Aprenderás más sobre el meridiano de triple calentador y de la respuesta de pelear, huir o quedarse helado en el capítulo 4. Calmar tu cuerpo y entrenarlo para salir del modo de descontrol y pasar al modo de calma es esencial para el éxito de cualquier programa de sanación de la ansiedad. Te guiaré para que aprendas exactamente cómo hacerlo.

Parte 2: Maneja tus sentimientos

Debido a que genera una sensación terrible el estar ansioso, solemos evitar afrontarlo. Pero no manejar nuestros sentimientos es parte de la razón por la que se desarrolla la ansiedad, así que crear un nuevo patrón para abordar nuestros sentimientos debe ser algo que suceda antes de intentar descubrir por qué, cuándo y cómo empezó la ansiedad. Voy a darte herramientas para que puedas manejar tus sentimientos y te empoderes. Aprenderás dos técnicas buenísimas, la técnica de liberación emocional (TLE) y el golpeteo de chakras. Éstas te ayudarán a empezar a liberar y neutralizar sentimientos incómodos que tengas ahora y te permitirán profundizar en las causas de raíz y los elementos que disparan la ansiedad.

Parte 3: Libera emociones bloqueadas

Las emociones reprimidas del pasado que acaban bloqueadas en el cuerpo pueden contribuir con la ansiedad de dos maneras. Primero, las emociones que no se sienten y procesan a lo largo de la vida se atoran dentro de ti, haciéndote sentirlas a cierto nivel todo el tiempo, a veces incluso de manera subconsciente. Segundo, tener emociones viejas alojadas en tu sistema crea ansiedad porque esas emociones reprimidas están intentando salir y liberarse. Además, tener emociones como miedo, enfado y resentimiento bloqueadas en tu cuerpo puede encender el meridiano de triple calentador (el cual, como recordatorio, gobierna tu respuesta de pelear, huir o quedarte helado) y hacer que se acelere, lo cual genera la respuesta de descontrol en tu cuerpo. Esto puede hacer que te sientas al borde o inseguro, sumado a las emociones originales que aún sientes. La mayoría de los enfoques de liberación de ansiedad te enseñan a lidiar con estas emociones, pero en nuestro trabajo en conjunto realmente vas a liberar las emociones bloqueadas en tu cuerpo por completo. Te daré instrucciones detalladas sobre cómo hacerlo.

Parte 4: Libera experiencias no procesadas del pasado

Cualquier acontecimiento incómodo o estresante o cualquier experiencia emocional de tu pasado que no hayas sacado adecuadamente de tu cuerpo pueden afectarte aun en el presente. Aprenderás a lidiar con recuerdos que te están afectando de manera negativa, lo cual llamo experiencias no procesadas. Liberar estas experiencias no procesadas ayudará a eliminar los recuerdos generadores de reacción de tu sistema —esto es gran parte de tu sanación—.

Parte 5: Libera creencias negativas

Las ideas o mensajes que aprendemos al inicio de nuestra vida se convierten en creencias con las que vivimos nuestra vida. Normalmente estas creencias están en piloto automático en la mente subconsciente. No obstante, nuestras creencias no son un hecho. Creer cosas como que el mundo no es seguro o que tenemos que ser perfectos para ser amados contribuye con la ansiedad. Estas creencias magnifican la respuesta de descontrol del cuerpo. Por otro lado, a veces nuestra mente subconsciente cree que la ansiedad nos protege y que, de hecho, la necesitamos. Esto es algo que suelo ver en casi cada cliente con el que trabajo. Sin importar qué tipo de creencias tengas o cuántas tengas (¡puede haber muchísimas!), vamos a hacer el sencillo pero efectivo proceso de liberarlas.

¿Estás empezando a entender por qué te sientes tan mal y agobiado? La sanación profunda y permanente proviene de hacer que todo tu ser se relaje en la vida para que puedas ser quien realmente eres y que vivas en libertad.

Ahora que sabes exactamente qué tipo de aventura de sanación estarás viviendo, es hora de profundizar en la ansiedad y comenzar a soltarla por completo.

Crea una base sólida para tu sanación

Voy a enseñarte cómo usar unos cuantos ejercicios de equilibrio de la energía rápidos para crear una base sólida para tu sanación. Piensa como si fueran los cimientos para el trabajo más profundo que harás en los siguientes capítulos. Si logras pasar dos a cinco minutos en cada uno, una vez por la mañana y otra vez por la tarde, ¡estarás en la cima! Pero haz lo que puedas.

Conexión con la tierra

La conexión con la tierra (o *grounding)* es una práctica en la que te conectas con los polos norte y sur de la Tierra. Cuando lo haces, todas las propiedades curativas naturales y los ritmos de la tierra rectifican los efectos de la reversión polar. A lo largo de la historia los humanos han caminado descalzos y han dormido en el suelo. Este proceso ayudaba al cuerpo a calibrarse con el ritmo eléctrico de la tierra, estabilizando la corriente eléctrica de los órganos, tejidos y células. En otras palabas, nuestro cuerpo trabajaba con la batería llena porque nuestras polaridades funcionaban adecuadamente.

El proceso de conexión con la tierra afecta ligeramente a la dinámica de energía del triple calentador. Las investigaciones han demostrado que después de la conexión con la tierra, los sujetos experimentan una disminución en los niveles de estrés y equilibrio del sistema nervioso autónomo (de nuevo, el sistema primario involucrado en la respuesta de pelear, huir o quedarse helado).

Cómo hacer conexión con la tierra: La mejor manera y la más fácil de hacer conexión con la tierra es simplemente apoyar los pies en la tierra, en arena, hierba o en hormigón no sellado. Quédate ahí unos minutos. Cuanto más practiques la conexión con la tierra, más beneficio recibirás, así que siéntete libre de tomar un libro para leer y ampliar el tiempo lo más que puedas. Es así de fácil. Si no puedes estar al aire libre, lleva un poco de tierra (rocas, tierra, etcétera) a tu casa y ponla en un bol grande u olla para que metas ahí los pies.

Trazo de ojos

Se supone que la energía fluye en patrón cruzado por el cuerpo. Es el patrón natural del cuerpo. Hay muchos patrones naturales cruzados que son inherentes al cuerpo: el cerebro usa tanto el hemisferio derecho como el izquierdo juntos, nuestros brazos se balancean cruzados frente al cuerpo al caminar, gateamos en dirección cruzada cuando somos pequeños, e incluso la forma del ADN es un patrón cruzado.

Si nuestro sistema de energía se ha salido de este patrón cruzado, comenzará a fluir en un patrón de arriba abajo. Esto es lo que la pionera de la energía Donna Eden llama flujo de energía homolateral en su famoso libro *Energy Medicine*.[2] Cuando tu energía corre en este patrón homolateral, no funcionas a toda tu capacidad de sanación. En mi experiencia, este flujo homolateral tiene un efecto muy negativo en nuestras emociones y pensamientos, crea la sensación de estar confundido, estresado y fuera de control. Es por eso que resulta esencial corregir este flujo cuando trabajes la ansiedad.

Afortunadamente, la corrección de la energía homolateral es sencilla, siempre y cuando seas persistente. Y si sucede que eres de las pocas personas con ansiedad en las que la energía está fluyendo en patrón cruzado, este ejercicio tampoco estará de sobra.

---

2 Donna Eden, con David Feinstein, *Energy Medicine: How to Use Your Body's Energies for Optimum Health and Vitality* (Londres: Piatkus, 1999).

Lograr y mantener el patrón cruzado en el cuerpo es esencial para ayudarte a llegar a un punto de sanación. Para ayudar a motivar a que tus energías se crucen, simplemente puedes dibujar un patrón cruzado alrededor de tus ojos. Cuando trabajes para superar la ansiedad, puedes hacer esto durante unos minutos varias veces al día. De nuevo, si lo olvidas o no llegas a tu meta diaria, no te preocupes. Con poco logras mucho.

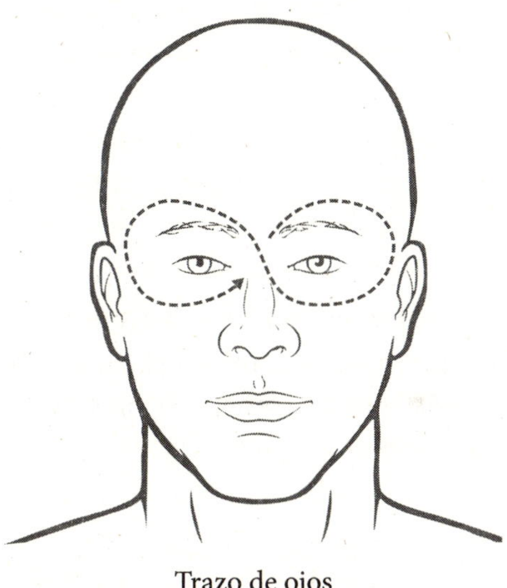

Trazo de ojos

Golpeteo del timo

El timo es la glándula maestra del sistema inmunitario del cuerpo y está localizada en la parte superior del cuerpo, detrás del esternón. Se encuentra justo encima del corazón. El timo es responsable de generar células T, las cuales son vitales para el buen funcionamiento del sistema inmune, protegiéndote de alergias, enfermedades autoinmunes e inmunodeficiencia. La glándula timo está conectada con todo el sistema de energía y es tan poderosa que puede funcionar como modular de estrés cuando se estimula.

Hay muchas personas que automáticamente se sienten atraídas al área del timo cuando se sienten ansiosas y ni siquiera se dan cuenta de que su cuerpo está intentando ayudarles a cuidar de esta glándula especial. ¿Alguna vez golpeteas tu pecho con las manos cuando estás enfadado? Piensa en cómo los gorilas se golpean el pecho si perciben peligro. En ambos casos, es una tendencia natural para fortalecer y equilibrar la energía cuando más lo necesitamos. Entonces, ¡ya lo estás haciendo por accidente! Ahora te vamos a ayudar a hacerlo también a propósito.

Cómo tocar el timo: Hacer golpeteo de la glándula timo utilizando las puntas de tus dedos es una técnica que relaja, fortalece y equilibra. Yo la uso muchas veces a lo largo del día. Simplemente date golpecitos con presión media mientras respiras profundamente. Como alternativa, mi modificación favorita de esta técnica es golpear suavemente el timo en un ritmo específico de un, dos, tres para imitar un latido de corazón. Utilizo la mano estirada para tocar mi pecho al hacerlo, golpeando mi timo con la punta de los dedos al tercer "latido" o golpeando con un poco de más presión que en las otras dos. Hacer golpeteo del timo es estimulante para el sistema inmunitario y a la vez es relajante para el cuerpo.

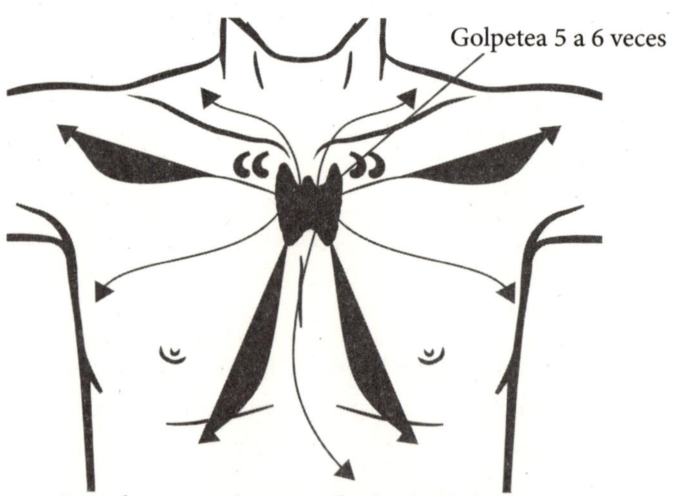

Golpeteo del timo

Nota: La glándula timo puede sentirse más sensible al dar los golpecitos. No te detengas por ello. La sensibilidad suele ser señal de que hay cierta energía bloqueada ahí, lo cual quiere decir que realmente necesitas hacer este ejercicio. Con el tiempo, conforme se equilibre tu timo, sentirás menos dolor.

Resumen

La ansiedad es una dinámica que no sólo se presenta en la mente y el cuerpo físico sino también en el cuerpo energético. La ansiedad simplemente es el mensajero del cuerpo que avisa de las emociones que necesitan expresarse y de viejos patrones energéticos que deben cambiarse. Mi manera de sanar utiliza terapia energética, una manera suave y efectiva de acceder a y liberar energías emocionales que contribuyen con la ansiedad. Al trabajar con tus energías, el acto de autocurarte se convierte en una modalidad propia que revierte la sensación de impotencia y restablece el equilibrio y la calma.

Mi enfoque para curar la ansiedad es un sistema completo conformado por cinco partes: calmar y reentrenar tu cuerpo, manejar tus sentimientos, liberar emociones bloqueadas, liberar experiencias no procesadas del pasado y cambiar creencias dañinas.

Capítulo 2

* * * * * * * * * * * * * * *

La verdad sobre la ansiedad

La ansiedad no sale de la nada. No es así como funciona. En este capítulo compartiré contigo las verdades que he aprendido sobre la ansiedad para ayudarte a comprenderla mejor, incluyendo la descripción de su origen y la explicación de cómo la mente subconsciente puede hacer que te sea difícil (¡aunque no imposible!) superarla. Sé que esto te abrirá los ojos para saber cómo pudo haber sido que te empezaras a sentir ansioso, lo cual te ayudará a llegar al siguiente paso: avanzar.

La causa de la ansiedad

Siempre consideré que la ansiedad era un padecimiento que aparecía de la nada, una fuerza que no podía controlar, y pensé que tendría que vivir con ella por el resto de mi vida. Fue solamente por medio de mi propia sanación que descubrí que la ansiedad era muy diferente de lo que pensaba que era.

Cuando empiezo a trabajar con un cliente, lo que más le preocupa suele ser la causa de su ansiedad. "¡No recuerdo nada que me haya pasado y que fuera tan malo como para tener esta ansiedad!", me dicen. Pero la verdad es que la ansiedad no suele tener una causa. La ansiedad no es un padecimiento misterioso que aparece de repente cuando todo va a la perfección en la vida, sino más bien es un efecto secundario de un patrón no saludable de ignorar o reprimir emociones que necesitan trabajarse. Lo más probable es que la ansiedad que estás experimentando no salió de la nada, aunque pueda parecerlo.

La ansiedad puede aparecer de repente, pero los desequilibrios relacionados con ella quizá se han estado formando en tu sistema de energía desde hace mucho tiempo.

Es esencial comprender que la ansiedad no es una emoción individual; es una dinámica que afecta a todo tu sistema. Profundicemos en algunas verdades sobre la ansiedad para poder comprenderla, descifrarla y curarla para lograr que te sientas más feliz y relajado.

¿Qué es la ansiedad?

Hay muchas palabras que podemos usar para describir cómo nos hace sentir la ansiedad: incómodo, asustado, inquieto, en conflicto, ansioso, inquieto, nervioso, inseguro y fuera de control. Pero hay una cosa en la que casi todas las personas están de acuerdo: te sientes mal. De hecho, la ansiedad se suele describir como un sentimiento profundamente arraigado de que algo malo está pasando o está a punto de suceder. Y esto es bastante acertado porque algo malo está sucediendo dentro de ti. Tu cuerpo siente los desequilibrios que se dan a partir de la energía o la mochila emocional no resuelta en tu sistema.

La ansiedad viene de que tu cuerpo está en modo descontrolado, no por lo que está sucediendo fuera de ti, sino por lo que está bloqueado dentro de ti. Aunque las circunstancias externas que están fuera de tu control definitivamente pueden disparar la ansiedad, no son su origen real.

La sensación de la ansiedad surge porque tu cuerpo está intentando con mucho esfuerzo contener un bagaje emocional viejo, y eso es tanto que no se puede soportar. La ansiedad se manifiesta cuando la energía emocional almacenada intenta salir. Como dije antes, la ansiedad no es provocada únicamente por el miedo. La ansiedad puede ser causada por cualquier bagaje emocional con el que no hayas trabajado. He visto tantas personas con ansiedad provocada por reprimir el enojo y la frustración como personas que la tienen por miedo. Pero no quiero que temas que cada vez que experimentes estrés o emociones fuertes estarás generando bagaje emocional que te dará problemas a futuro. Ése es el punto del trabajo que estamos haciendo, liberar energías viejas y patrones para que puedas lidiar con las emociones de manera más sana de aquí en adelante. Vamos a llevar tu cuerpo a un estado de calma y equilibrio para que tu sistema pueda manejar mejor el estrés interno y el mundo a tu alrededor.

Cómo aparece la ansiedad en tu vida

Ahora comprendes que la ansiedad no es simplemente el sentir pánico todo el tiempo o tener miedos y fobias. De hecho, muchas personas tienen ansiedad y aun así no presentan los síntomas típicos que puedes imaginar. La ansiedad puede manifestarse de maneras de las que ni siquiera eres consciente, incluyendo las siguientes:

- Pensamientos negativos, compulsivos u obsesivos
- Necesidad de tener el control de la vida y de otros
- Incapacidad de relajarte
- Dificultad para tomar decisiones
- Ser demasiado duro contigo (autocrítico)
- Rechazo a aceptar la ayuda de otros
- Sentirte tembloroso o inestable
- Sentirte triste, enojado o cualquier otra emoción difícil
- Estar malhumorado
- Incapacidad para concentrarte
- Tener problemas digestivos
- Tener gastritis
- Fatiga
- Sensibilidad a la luz, los campos electromagnéticos (CEM), etcétera
- Síntomas físicos

Quiero darte unos ejemplos reales para que puedas entender esto mejor. Todos estos clientes llegaron con diferentes retos, pero cuando nos concentramos específicamente en las energías emocionales relacionadas con la ansiedad, su vida y su salud mejoraron en gran medida. Para cada cliente, después de descubrir cómo manejar los sentimientos que surgían en el día a día (capítulo 5), trabajamos con cómo abordar la raíz de la ansiedad con contenidos de la sección III:

- Liberar emociones bloqueadas (capítulo 6)
- Liberar experiencias no procesadas del pasado (capítulo 7)
- Cambiar creencias dañinas (capítulo 8)

Sheryl tenía taquicardia y se sentía al límite todo el tiempo. Me describió que sentía como si acabara de hacer ejercicio todo el tiempo. Cualquier actividad física empeoraba esto, así que no podía hacer ninguna actividad que pudiera acelerar su ritmo cardiaco. Había pasado de médico en médico sin lograr alivio. Cuando Sheryl y yo empezamos a trabajar juntas, incorporó la TLE a su vida para que pudiera manejar sus sentimientos del día a día. Luego liberamos emociones atoradas que ella había estado arrastrando casi toda su vida. También logramos liberar experiencias no procesadas (recuerdos) de su pasado. Igualmente trabajamos para eliminar la creencia de que "si me relajo, algo malo pasará". Estos pocos bloqueos emocionales eran tan grandes que solamente tardó una semana antes de que se empezara a sentir significativamente mejor. "¡Siento que mi corazón se desaceleró a cincuenta latidos por minuto!", me dijo en un correo electrónico, y bromeó con que sentía la necesidad de empezar a ejercitarse.

Tom, otro de mis clientes, tenía tal sensibilidad a las luces que casi no podía salir de su casa. Su cuerpo se ponía en modo de descontrol total cuando estaba cerca de luz natural o artificial. Le daba dolor de cabeza, lo abrumaba una sensación de pánico y tenía que acostarse casi de inmediato. Liberamos emociones bloqueadas en su cuerpo que estaban siendo provocadas por las luces y también trabajamos con la creencia de que "es peligroso estar a la luz", que era algo simbólico de su miedo a recibir atención. Había otras energías similares con las que trabajamos en un periodo de cuatro meses, y ahora Tom puede ir a donde quiera sin problema.

Otro cliente, Dan, tenía ansiedad social, lo cual hacía que le costara trabajo mantener incluso una conversación casual con gente conocida. Nunca se dio cuenta de que la ansiedad social estaba provocando ansiedad general, incluso cuando estaba solo en casa. En su mente, siempre estaba preocupado por cuándo tendría que hablar con alguien o interactuar con un grupo. Liberamos emociones bloqueadas de ocasiones en su pasado en que mientras había hablado con alguien esa persona lo había hecho sentir avergonzado. También liberó la creencia de que "la gente me molestará cuando le hable". A lo largo de los dos meses siguientes continuamos liberando viejas energías de diferentes partes de mi enfoque. ¡Ahora Dan se describe a sí mismo como una recién descubierta mariposa social!

Esencialmente, trabajamos un poco con cada parte de mi enfoque. No necesitas cubrir todo para poder ver una mejora, pero con el tiempo, vale la pena abarcar lo más que puedas de cada parte para obtener mejores resultados.

Cualquiera puede verse afectado por la ansiedad

La ansiedad puede afectar a cualquiera, pero muchas personas creen que solamente a los débiles o muy emocionales les da ansiedad. Quienes la experimentan suelen sentirse mal sobre sí mismos, se sienten débiles e incapaces de controlar su vida como otros. A veces estas percepciones se convierten en creencias que perpetúan la ansiedad. Imagina que el subconsciente te dice todo el día: "No puedo con la vida" o "Soy muy sensible". Pero nada puede estar más alejado de la verdad.

Muchas personas que experimentan ansiedad tienen una constitución o rasgos de personalidad que sí tienden a la ansiedad, por ejemplo, son muy empáticos, muy exitosos, se autosacrifican o son autocríticos, o siempre son el fuerte o un perfeccionista Tipo A que se enorgullecen de tenerse a sí mismos o a las situaciones bajo control.

Quienes padecen de ansiedad suelen tener papeles de liderazgo y cuidado de otros, y pueden hacer o conquistar lo que sea. Todos estos rasgos de personalidad son increíbles. No obstante, también es posible que estas personas afronten el mundo a expensas de sí mismos.

Quizá la ansiedad no es completamente tuya

Aunque las personas con ansiedad no son débiles, es bastante cierto que quienes luchan con ella pueden ser sensibles, pero no en la forma en que la mayoría de las personas cree. Quienes experimentan ansiedad suelen estar muy en sintonía con las necesidades de otros y son sensibles a las energías de quienes les rodean. Llamo a esta dinámica sensibilidad energética, lo cual quiere decir que el sentido de seguridad y equilibrio de la persona se ve comprometido, a veces subconscientemente, al absorber las energías de otras personas. En otras palabras, una persona energéticamente sensible puede ser esponja de lo que sucede a su alrededor, y la ansiedad que siente puede venir de absorber la energía de otros. Fortalecer el sistema de energía del cuerpo liberando bagaje emocional viejo (como lo haremos en este libro) es la mejor protección en contra de la sensibilidad energética. Al fortalecer tu yo central, te moverá menos el mundo y la gente que te rodea.

Además de ser energéticamente sensible, hay otra explicación por la que la ansiedad que estás experimentando quizá no es completamente tuya. Las energías heredadas (a veces llamadas energías generacionales) son energías que heredaste de tus padres y ancestros. Así como heredamos genes o rasgos de la personalidad, podemos heredar energía emocional no resuelta. Esto es muy común y lo veo en casi todos los clientes con los que trabajo. Las personas a las que les afecta la energía heredada suele describir que ha habido una nube sobre su cabeza toda su vida, y suelen ver los mismos patrones de ansiedad en toda su familia. Si tienes energía heredada que está relacionada con la ansiedad, quizá te sientas confundido o despegado de ella, quizá porque no se originó en tu cuerpo. Aprenderás más sobre la energía heredada y cómo abordarla en el capítulo 10.

Por qué curar la ansiedad puede ser algo tan difícil de lograr

Tu mente subconsciente puede ser tu mejor amiga y tu mayor enemiga. Incluso sin conocerte, estoy dispuesta a apostar que en este momento tu mente subconsciente te está dando muchos problemas. Déjame explicarte por qué, porque comprender la mente subconsciente suele ser la clave para descubrir y aliviar la ansiedad.

Hay una parte completamente aparte de tu ser que es el verdadero jefe de tu vida: la mente subconsciente. De acuerdo con el doctor en biología, Bruce Liton, la mente subconsciente controla hasta el 95 % de nuestra vida. Eso incluye la toma de decisiones, emociones, acciones y comportamiento. Sólo el 5 % de nuestra memoria y de otra información reside en la mente consciente. La mente subconsciente es la grabadora de todo lo que ha ocurrido en nuestra vida, incluyendo recuerdos de acontecimientos, emociones que hemos sentido, y mensajes que hemos recibido de otros. La mente subconsciente usa esa información o programación del pasado para hacer las reglas de nuestra vida para el futuro. Estas reglas dictan gran parte de nuestro comportamiento y de la manera en que nos relacionamos y respondemos al mundo.

La mente subconsciente hará lo que sea para protegernos o hará lo que cree que es bueno para nosotros, según sus reglas o programación. En términos de labores de procesamiento neurológico, la mente subconsciente es más de un millón de veces más poderosa que la mente consciente. Gracias a nuestra mente subconsciente, que siempre trabaja en piloto automático, no tenemos que pensar en cada función corporal o acción que realizamos, pero cuando su programación y reglas están generando ansiedad en lugar de ayudarnos a superarla, puede ser un problema. Debido a que la mente subconsciente es muy poderosa, puede ser muy difícil superar la ansiedad a menos que aprendamos a trabajar con ella como una amiga de confianza y aliada para la sanación.

En cada uno de los capítulos de la sección III aprenderás formas en las que puedes trabajar con tu mente subconsciente para transformar esta vieja programación y liberar ansiedad. ¡Sí! Esto cambiará tu vida.

Por qué no puedes simplemente "superarla"

A muchas personas que padecen ansiedad se les dice que todo está en su mente y que simplemente deben superarla. No es difícil acabar sintiendo que la ansiedad es tu culpa, que si tuvieras más fuerza de voluntad o disciplina podrías solucionarla. Pero, por supuesto, no es así de fácil. Una de las razones por las que es imposible hacerlo así es porque, como acabas de aprender, quizá tu mente subconsciente ha estado evitando que la superes.

Veamos algunas de las razones por las que el argumento de simplemente "superarla" está obsoleto. ¿Listo? ¡Tu viaje repleto de culpa está a punto de llegar a su fin!

Quizá éste es el complejo proceso que está llevándose a cabo en tu sistema de energía justo ahora, el cual dificulta que puedas avanzar.

Tu cuerpo está bloqueado en modo descontrol: Cuando tu cuerpo está bloqueado en modo pelear, huir o quedarse helado —o lo que yo llamo modo descontrol— le cuesta mucho trabajo sanar. Este modo de descontrol está relacionado con el meridiano de triple calentador, el cual gobierna la respuesta de pelear, huir o quedarse helado en el cuerpo. Afecta al sistema nervioso, el sistema inmune y mucho más. Esta respuesta de descontrol esencialmente crea la sensación de peligro en todo tu sistema. La ansiedad no sólo está en tu cabeza; está en todo tu cuerpo. Para poder sanar por completo, necesitas calmarte y reentrenar a tu cuerpo a que se relaje y se calme. En otras palabras, necesitas sacar a tu cuerpo del modo de descontrol y ponerlo en modo de sanación. Éste es el objetivo de nuestro trabajo en el capítulo 4.

Tienes emociones bloqueadas en el sistema: Las emociones que sentiste en el pasado pueden quedarse en el cuerpo. Cuando se bloquean, sientes cada una de esas emociones (que pueden sumar cientos o miles) en un nivel bajo todo el tiempo. Así que ya no resulta sorprendente por qué te sientes tan incómodo, ¿verdad? Además, la simple fuerza de tener que aguantar todas esas emociones no expresadas puede crear una sensación de ansiedad. Liberar estas emociones del cuerpo es lo que abordaremos en el capítulo 6.

Parte de ti quizá cree que necesitas la ansiedad: La mente subconsciente puede no sólo saber qué emociones están bloqueadas en tu cuerpo (de las cuales tú no eres consciente) sino que quizá usa la ansiedad para protegerte. Aunque esto puede parecer contradictorio, la mente subconsciente suele crear ansiedad para que puedas sentirte seguro. La ansiedad es el estado de ser que tu mente subconsciente puede creer que te ayuda a mantenerte alerta y con control. Este estado suele crear una falsa sensación de seguridad. Quizá la mente subconsciente también use la ansiedad como herramienta para protegerte de tener que lidiar con algo que cree que es incluso peor que la ansiedad. Por ejemplo, quizá tu mente subconsciente percibe que sentir ansiedad es mejor que tener que lidiar con tus verdaderos sentimientos o que es más fácil que tener que decirles que no a personas que amas. Identificaremos y liberaremos las creencias que tiene tu cuerpo sobre por qué necesita la ansiedad en el capítulo 8.

Por qué ni siquiera debes intentar "simplemente superarla"

"Sé más fuerte que la ansiedad." "Usa tu fuerza de voluntad." "Es la mente sobre la materia." Son algunas de las cosas que mis clientes me cuentan que sus amigos y su familia sugieren para poder acelerar el proceso de sanación. Tomar una decisión consciente de que estás listo para sanar de la ansiedad es necesario y saludable, pero obligarte a "simplemente superarla" puede empeorarla en gran medida.

La verdad es que un cambio radical —incluso uno que sea para mejor— puede provocar gran resistencia en el cuerpo, generando más ansiedad.

Es importante saber que mientras el cuerpo esté en modo descontrol (o de pelear, huir o quedarse helado), probablemente se resistirá a cualquier cambio, en especial si se le obliga o empuja. Cuando intentamos cambiar el patrón demasiado rápido, el meridiano de triple calentador (que gobierna la respuesta de pelear, huir o quedarse helado) puede ponerse a trabajar a marchas forzadas, creando incluso más ansiedad. Este meridiano también gobierna los hábitos. Cuando el meridiano de triple calentador está en alerta, lucha en contra de todo cambio con el fin de mantenernos a salvo. Es una de las razones por las que puede costar tanto trabajo cambiar un hábito malo o crear uno nuevo más saludable cuando estamos en estado de estrés. Solemos encontrarnos resistiéndonos a la ayuda, sintiéndonos abrumados (¡el meridiano de triple calentador es el rey de los abrumados!), nos rebelamos a lo que sabemos que es bueno para nosotros y abandonamos el cuidado de nuestra persona. Esto se debe a que el rechazo del meridiano de triple calentador al cambio está actuando como autosabotaje, percibiendo todo lo nuevo o diferente como más peligroso o estresante que quedarse quieto donde está.

Ya hablamos un poco sobre cómo las creencias pueden hacer que percibamos (incluso a nivel subconsciente) que la ansiedad nos mantiene a salvo. Como solemos tener una sensación más profunda de no estar a salvo, intentar superar la ansiedad —lo cual puede provocar estrés y más ansiedad— puede resultar en contra y fortalecer este tipo de creencias. Es posible que el cuerpo sienta que está menos seguro que antes de intentar liberarnos de la ansiedad.

Como ahora entiendes que la ansiedad suele estar relacionada con la mente subconsciente, puedes ver por qué usar la mente consciente sola para "simplemente superarla" es un plan bastante inútil. Realmente necesitamos trabajar con la mente consciente y la subconsciente para poder empoderarnos completamente.

El primer paso será calmar y reentrenar tu cuerpo abordando la respuesta de luchar, huir o quedarse helado para que puedas sentir un poco de alivio y empieces a enviar el mensaje a todo tu sistema de que está bien que se relaje y empiece a avanzar ahora.

Vamos.

Resumen

La ansiedad no es un padecimiento que salga de la nada en personas débiles o sensibles. Parece que surge de repente, pero los desequilibrios energéticos en el cuerpo que ayudaron a crearla probablemente han estado ahí desde hace tiempo.

La ansiedad puede aparecer de maneras muy sutiles u obvias (incluyendo síntomas físicos) que quizá nunca habías reconocido como ansiedad. Como la mente subconsciente es tan poderosa y está relacionada con las causas de la ansiedad, obligarte a "simplemente superarla" puede provocar que la ansiedad empeore.

Para realmente superar la ansiedad necesitamos trabajar en ella calmando suavemente la respuesta del cuerpo de pelear, huir o quedarse helado y usando la mente subconsciente para determinar qué ayudó a generar la ansiedad de inicio.

Capítulo 3

* * * * * * * * * * * * * * *

El rol de tu mente subconsciente

¿De dónde salió esta ansiedad? ¿Por qué solamente empeora cuando intento que mejore? ¿Qué la está provocando? ¿Qué dirías si te dijera que ya tienes esas respuestas que has estado buscando? Bueno, es cierto. Simplemente no has podido acceder a ellas todavía. Aquí te digo por qué.

La parte de ti que realmente controla tu vida es tu mente subconsciente. El subconsciente es como un ordenador humano que graba todo lo que hemos experimentado —recuerdos, mensajes, sentimientos, percepciones y acontecimientos de nuestra vida—. Debido a esto, gran parte de lo que necesitamos saber para poder curar la ansiedad está bloqueado en el subconsciente.

En este capítulo aprenderás cómo está programada la mente subconsciente, lo que podemos descubrir analizando la reserva de información, y exactamente cómo podemos hacerlo utilizando una técnica llamada test muscular (a veces llamada test de energía o kinesiología). Esto cambió totalmente mi propia sanación, y confío en que también lo hará por ti.

La información escondida en la mente subconsciente

La mente subconsciente no analiza ni razona. Reúne información y la almacena. Basada en esta información almacenada, crea una programación. Incontables interpretaciones de experiencias de la infancia se convierten en mensajes, creencias y percepciones que la mente subconsciente usa para dirigir nuestro comportamiento en la vida. Basada en la información que ha reunido, en especial en la infancia (hasta la edad de siete años), la mente subconsciente crea reglas a seguir en la vida y dirige nuestro comportamiento según éstas. Da un poco de miedo considerar que tomamos la mayoría de nuestras decisiones con la parte de la mente que tiene menos información, actúa como un niño de siete años y nos es muy inaccesible. En términos sencillos, nuestra mente subconsciente ¡es nuestro jefe! Y hasta ahora, es probable que no hayas encontrado manera de cambiar eso para poder sanar. ¡Caray! El desastre potencial es evidente.

La dinámica que acabo de describirte con la mente subconsciente nos genera dos retos muy grandes.

Primero, la información que podría sernos muy útil para sanar probablemente está bloqueada en nuestra mente subconsciente. Parte de esta información incluye las cosas que podemos liberar para poder sanar de manera más eficiente y completa. Pero ¿cómo podemos liberarla cuando no sabemos qué es? Probablemente recordamos sólo un porcentaje reducido de las experiencias que sabe nuestro subconsciente. Y como ya dijimos antes, nuestra mente consciente y racional puede no ser la mejor parte de nuestro cerebro para ayudarnos a descubrir en qué trabajar (si no, no estaríamos aquí hoy).

Segundo, ¿qué pasa si las reglas y la programación de la mente subconsciente no son beneficiosas para nosotros? Es increíble cómo funciona en piloto automático la mente subconsciente la mayor parte del tiempo, permitiéndonos ir al baño, escribir o hacer muchas otras tareas sin pensarlo. La mente subconsciente es más de un millón de veces más poderosa que la mente consciente en términos de procesamiento neurológico, pero ¿qué pasa si las ideas que están bloqueadas en el subconsciente están afectando nuestra vida? Conforme seguimos regresando a esos recuerdos, experiencias e interpretaciones del pasado, creamos nuevas células en las vías neuronales, reforzando viejos patrones de respuesta que pueden contribuir con la ansiedad. Puede volverse un círculo vicioso.

Ojalá que ahora te estés riendo y no llorando. Si estás llorando, no te preocupes. La buena noticia es que cuando te ayude a penetrar en tu mente subconsciente, finalmente descubrirás por qué has estado lleno de ansiedad y bloqueado por mucho tiempo, y tendrás información nueva que te ayudará a desatorarte y avanzar.

Por qué importa lo que está en tu mente subconsciente

Penetrar en tu mente subconsciente puede ser una buena parte de tu sanación, porque si no estás consciente de lo que está ahí no puedes liberarlo ni cambiarlo. Y si eres como yo solía ser o como es la mayoría de mis clientes, no tienes idea de lo que realmente está causando la ansiedad o mantiene la ansiedad en un ciclo inacabable. De ser así, abordar las cosas que pensabas que causaban la ansiedad estaría haciendo la diferencia.

La mente subconsciente puede hacer que sea más fácil identificar las causas de la ansiedad y puede ayudarte a superarla alineándola con tu sanación.

Utiliza la mente subconsciente para ayudarte a identificar las causas de la ansiedad

Quizá haya recuerdos que has conectado con la ansiedad con la que has estado luchando por meses o incluso años. Quizá recuerdes un evento particular en tu vida, como un momento en el que realmente te asustaste porque te dejaron solo en casa. Y aunque un acontecimiento así podría ser uno de los factores que contribuyen, el recuerdo también puede sentirse relacionado porque tiene sentido en tu mente lógica. Estar solo = miedo = ansiedad. Suena coherente. Con esa idea, podrías pasar años intentando curar la ansiedad desde un ángulo lógico de que el miedo fue lo único que la causó. Pero en realidad podrías estar siguiendo el camino equivocado. Las emociones no son lógicas. Es por eso que suele requerirse de un enfoque completamente distinto —test muscular— para llegar a la verdadera raíz de lo que está sucediendo.

Muchas veces he trabajado con clientes que han ido a terapia durante diez o veinte años para trabajar en algo como emociones reprimidas por el divorcio de sus padres, para luego descubrir, penetrando en su mente subconsciente, que su ansiedad estaba relacionada con algo completamente distinto, como el nacimiento de un hermano (el cual ni siquiera recuerdan que fuera traumático). Las claves e información que descubrimos en el subconsciente pueden ser sorprendentes, y mis clientes suelen dudar o cuestionarlo al inicio. Pero luego, cuando liberan la energía conectada con esa información, ven una gran mejora.

Aunque el cerebro siempre intentará resolver un reto de la manera más lógica, yo he notado que muchas veces no hay razón lógica en lo que realmente causa la ansiedad y lo que no, y por qué se presenta en algunas personas y no en otras. A veces encuentro ciertos patrones que tienen sentido, como rangos de edad y experiencias con los que puedo decir: "Sí, ¡claro que eso provocaría ansiedad!" No obstante, al usar la técnica de test muscular también suelo ayudar a mis clientes a identificar edades y experiencias en las que no hay conexión consciente con la ansiedad, pero liberar la energía emocional conectada con ellas les ayuda. Te mostraré lo que quiero decir con el siguiente ejemplo.

Cuando Jack vino a pedirme ayuda porque tenía ataques de pánico, me dijo que desde que había tenido una mala experiencia en un consultorio médico a los ocho años había sentido miedo. Después de esa visita desarrolló algunos síntomas como los del desorden obsesivo compulsivo y temía tocar cosas por miedo a enfermarse y tener que volver al médico. Parecía tener sentido. No obstante, había ido a terapia e incluso lo habían sometido a hipnosis para trabajar esa experiencia desde hacía años, pero no notaba mejora en sus ataques de pánico. Al trabajar con el test muscular, como aprenderás a hacerlo en poco tiempo, descubrimos que sus ataques de pánico estaban relacionados con diversas edades a lo largo de su vida. Esto es muy común. Rara vez hay una razón o una causa de la ansiedad. Es más bien una red de energías que necesitan liberarse.

Las otras edades que identificamos por medio del test muscular fueron los dos y los cuatro años. Jack no recordaba nada traumático de esas épocas, pero cuando empecé a hacerle preguntas se dio cuenta de que en cada una de esas edades había nacido uno de sus hermanos. Ahora, para el cerebro adulto, esas épocas podían parecer como tiempos felices. Cuando Jack le preguntó a su madre cómo había reaccionado, ella dijo que a él le había dado mucho gusto conocer a sus nuevos hermanos. Pero lo que Jack y yo descubrimos fue que en esas dos ocasiones se había puesto demasiado énfasis en que se lavara las manos para proteger a sus nuevos hermanos. Realmente asustaba a Jack que todos en la casa les tuvieran tanto miedo a las enfermedades, y eso lo impactó muchísimo. Quizá ésas fueron las fuentes originales del pánico que se activó después cuando tuvo una experiencia negativa con el médico a los ocho años. La experiencia original (o experiencias) puede parecer algo pequeño en el panorama más amplio de la vida, pero la edad a la que tuvimos esa experiencia y la capacidad que teníamos en ese entonces de procesar las dificultades de la vida puede influir en gran medida en cuánto nos afectan.

Cuando empecé a trabajar con Jack para liberar emociones bloqueadas (capítulo 6), liberar experiencias no procesadas de su pasado (capítulo 7) y cambiar creencias dañinas (capítulo 8) relacionadas con experiencias en esas edades notó un cambio inmediato. Tú también aprenderás a hacer esto.

Utiliza la mente subconsciente para liberar la ansiedad

Ya comprendimos lo importante que es que la mente subconsciente a veces haga cosas sin que tengamos que pensarlas. No obstante, el problema surge cuando las reglas de tu mente subconsciente (que se crean cuando eres niño) chocan con lo que tu mente consciente (programada de adulto) intenta lograr: superar la ansiedad.

La mente subconsciente regirá tu comportamiento según su programación y reglas, y se apegará a ellas pase lo que pase. Así es como la mente subconsciente nos protege o hace lo que cree que es bueno para nosotros. Si, por alguna razón, la mente subconsciente cree que es mejor tener ansiedad que liberarla, se apegará a esa regla y dirigirá tu comportamiento en relación con eso. Este tipo de mensaje evita que te puedas alinear con tu meta de curarte.

Mi cliente Alyssa luchó precisamente con esta situación. Para ella, la ansiedad comenzó en el bachillerato. Aunque la notó por primera vez a los dieciséis años, dijo que parecía haber surgido sin razón aparente. Lo que descubrimos en Alyssa fue que la ansiedad a veces era la única manera en que sentía que podía decir que no a sus amigas. Alyssa buscaba tanto agradar a las personas que decir que no a otros le resultaba casi imposible, pero sus amigos sentían tanta compasión y eran tan comprensivos con la ansiedad, que Alyssa experimentaba alivio al tenerla. Fácilmente podía decir que no quería ir a una fiesta o ayudar a una amiga con su tarea debido a la ansiedad y nadie lo cuestionaría. Además, sus padres ya no la presionaban con las notas, y simplemente estaban felices de que fuera a clase.

Descubrió que había cierta programación en su mente subconsciente que le daba el mensaje de que la ansiedad era la única manera en que podía decir que no a otros. Por supuesto, también había otras formas en las que pudo haber dicho que no, pero para su mente subconsciente ¡tener ansiedad era la mejor manera de evitar tener que hacerlo! Eso se convirtió en una fuerte creencia para su cuerpo y su subconsciente ayudó a crear ansiedad para poder conseguirlo. Si empezaba a costarle trabajo decir que no, la ansiedad aparecía con fuerza.

Este patrón estaba escondido en su subconsciente hasta que lo sacamos a la luz. Para poder cambiar las reglas por las que vivimos y con las que reaccionamos, necesitamos identificar primero cómo fueron programadas. Esto fue lo que hicimos con Alyssa, y casi de manera instantánea su ansiedad se redujo drásticamente. Aprenderás más sobre cómo hacerlo a lo largo del libro.

En mi propia sanación, la información que encontré en mi subconsciente fue sorprendente y a veces vergonzosa. Pero al trabajar con ella descubrí energías que podía liberar y que quizá no habría encontrado utilizando mi mente consciente a lo largo del proceso. Esto me permitió trabajar en problemas de los que nunca había sido consciente y, a cambio, ver resultados que nunca habría tenido.

Aprender a comunicarte con tu mente subconsciente es toda una experiencia, pero vale la pena. Mantén la mente abierta y llena de curiosidad y verás lo que quiero decir.

Utiliza el test muscular para acceder a tu mente subconsciente

Por medio del proceso de sanación contenido en este libro, te ayudaré a usar la sencilla técnica del test muscular para penetrar en tu mente subconsciente. Esto te ayudará a identificar y liberar bloqueos emocionales que quizá nunca habías trabajado y obtener resultados que no has tenido en el pasado. El test muscular te dirá exactamente qué necesitas hacer para sanar. ¿No es genial?

El test muscular es una técnica de detección de la energía, no una técnica de sanación de energía. La usamos para detectar o identificar qué liberar, y luego usamos las técnicas de terapia energética que aprenderás para liberarla. El test muscular y las técnicas de terapia energética trabajan en conjunto, al igual que lo hacen las mentes consciente e inconsciente. Puedes sanar trabajando sólo con una u otra técnica, pero cuando combinas ambas tienes un equipo poderoso que te respalda. El test muscular te dará muchas claves para saber qué emociones bloqueadas, experiencias no procesadas y creencias dañinas debes liberar (todas las cuales se abordarán a profundidad en los capítulos 6-8).

Ahora que llevo mucho tiempo utilizando el test muscular, lo considero como unos ruedines para la intuición. Gran parte de la información la recibo ahora de manera natural e intuitiva, pero el test muscular fue la primera forma que aprendí para descubrir la sabiduría escondida que ya poseía.

Hablemos de qué es el test muscular y cómo funciona, y luego, lo más importante, aprenderemos a usarlo para liberar la ansiedad.

Como ya aprendiste, el cuerpo está compuesto de energía pura. Todo nuestro sistema es esencialmente un tipo de sistema eléctrico. Este sistema influye en la interacción energética entre nuestro cuerpo físico y nuestra mente subconsciente. Me gusta pensar en el sistema nervioso como una larga antena que capta frecuencias energéticas del medio ambiente —energías que son demasiado sutiles incluso para que las puedan medir los instrumentos científicos—. Ese sistema eléctrico (o de energía) que está conectado con nuestra mente subconsciente responde y reacciona a todas las energías positivas y negativas. Si algo impacta nuestro sistema eléctrico de manera que no lo ayuda a mantener el equilibrio energético del cuerpo (en otras palabras, no es positivo para o congruente con nuestro cuerpo), entonces nuestro sistema de energía del cuerpo tiene un corto circuito temporal que afecta al flujo eléctrico (o energético) que corre a lo largo de nuestros músculos, glándulas y otros órganos (como aprendimos en el capítulo 1). Algunas de las cosas que pueden afectar a nuestro sistema eléctrico son pensamientos, emociones, alimentos y otras sustancias.

Para poder descubrir con qué concuerda o resuena nuestra mente y cuerpo, podemos hacerle preguntas directas. Después de hacerle las preguntas, usaremos las respuestas de los músculos de nuestro cuerpo para determinar cuáles son las respuestas de nuestro cuerpo (de ahí el término "test muscular"). El test muscular es una manera genial de hacerle a nuestro cuerpo preguntas y recibir respuestas claras que no podríamos encontrar por nuestra cuenta. Es como tener una línea telefónica directa con nuestra mente subconsciente.

Así es como funciona el test muscular:

- Si decimos algo con lo que nuestro cuerpo y nuestra mente subconsciente están de acuerdo en lo más profundo (lo cual quiere decir que esa aseveración es verdadera para nosotros), nuestro sistema eléctrico seguirá fluyendo sin alterarse y nuestros músculos mantendrán toda su fuerza.
- Si decimos algo con lo que nuestro cuerpo y mente subconsciente no están de acuerdo en lo más profundo (lo que quiere decir que esa aseveración no es cierta para nosotros), nuestro sistema de energía hará un cortocircuito temporal y nuestros músculos se debilitarán rápidamente o se contraerán. Este estado temporal no es peligroso.

Cada una de estas reacciones nos ofrece una manera de interpretar lo que nos dice nuestro cuerpo.

Nota muy importante: No hay razón para asustarse si el test muscular no es exitoso de forma instantánea para ti. Aunque muchas personas reaccionan a él con mucha facilidad, a mí me costó casi un año dominarlo. A lo largo del libro te ofreceré diversas maneras de continuar con tu viaje de sanación sin usar el test muscular. Esto simplemente ayuda como guía, pero no es necesariamente indispensable para tener éxito con mi enfoque.

Dos maneras de hacer el test muscular

Existen muchas técnicas de test muscular, pero normalmente yo enseño las dos que describiré, porque las considero las más fáciles de aprender para la mayoría de las personas. Trata de sentir curiosidad y de relajarte al practicarlas. No te preocupes de si las estás haciendo a la perfección. Usaremos esta herramienta porque es mucho mejor que adivinar, como has estado haciendo hasta ahora; nuestra vida no depende de su veracidad, así que no pongas presión en ti a lo largo del proceso.

Test de pie

Una manera de hacer el test muscular que suele ser fácil para principiantes es aprender lo que se conoce como test de pie. Funciona de la siguiente forma. Tus pensamientos y emociones producen una respuesta específica en tu sistema nervioso, afectando a tu respuesta motora (el movimiento de tu cuerpo). La parte inconsciente de ti, que no usa la lógica ni el pensamiento racional, se siente atraída a algo que considera positivo o la verdad, y por otro lado se sentirá repelida por algo que no le parece cierto para ti.

Si haces preguntas cuando tu cuerpo esté relajado pero de pie (y que te puedas mover sin obstrucciones), se inclinará de forma involuntaria —ligeramente hacia atrás o ligeramente hacia delante—, lo cual te ayudará a determinar si está o no alineado con algo. Recuerda, las palabras solamente son energía, así que usarlas creará cierto tipo de respuesta en el cuerpo.

El test de pie también puede hacerse en una silla en caso de que no puedas moverte. Con esta técnica básicamente estarás usando tu cuerpo como péndulo.

1) Ponte de pie, recto, con los pies separados a la altura de los hombros y viendo directamente hacia el frente. Asegúrate de que ambos pies estén mirando directamente al frente y ninguno esté ligeramente girado hacia fuera. Relaja el cuerpo, con ambos brazos estirados a los lados. Cierra los ojos si puedes estar de pie sin problema con los ojos cerrados. Haz una respiración grande y profunda.

2) Ahora estás listo para hacerle preguntas a tu cuerpo. Tu sistema de energía estará detectando la energía de lo que dices y reaccionará a las preguntas de forma involuntaria.

Primero asegúrate de hacer un test base certero. Esto es solamente para asegurarte de que tu cuerpo responda adecuadamente para que puedas confiar en el resto del test y que sepas que es acertado.

Di esto en voz alta: "Dame un sí". Tu cuerpo se inclinará involuntariamente y levemente hacia el frente, diciendo que sí. Esto te muestra que está alineado o en resonancia con lo que dices. Piensa como si estuvieras asentando pero con el cuerpo completo. Ahora, di esto en voz alta: "Muéstrame un no". Tu cuerpo debería inclinarse ligera e involuntariamente hacia atrás, diciendo que no. Te está mostrando que está rechazando o repeliendo lo que estás diciendo.

Quizá experimentes algunas variaciones personales a las respuestas estándar de movimiento hacia el frente o hacia atrás. Por ejemplo, tengo algunos clientes que se balancean e inclinan a la izquierda para decir sí y se quedan neutrales para decir no. Descubrimos que ésa es la respuesta particular de su cuerpo y la aceptamos. Recibimos respuestas verídicas ahora que sabemos exactamente cuál es la forma en que su cuerpo nos da un sí o un no. Mantente abierto a tus propias variaciones.

Si recibes respuestas completamente opuestas a lo que deberías (te mueves hacia atrás para el sí y hacia delante para el no), lo más probable es que tu energía esté revuelta y no esté suficientemente equilibrada. Haz unas cuantas respiraciones profundas y relájate. Puede ayudarte dar golpecitos en tu glándula timo durante treinta segundos o un minuto. Ser demasiado cerebral interfiere con el proceso de dejar que tu cuerpo responda de manera natural. Simplemente sigue intentándolo. Puedes tardar un poco en confiar en este proceso y dejar que se dé, en especial si te gusta estar en control. A mí me tomó mucho tiempo y práctica ser buena en ello.

3) Juguemos con esta técnica un poco más para que veas lo útil que puede ser.

Di esto en voz alta y fíjate en la respuesta de tu cuerpo: *Está bien que pueda sanar de la ansiedad.* De forma alternativa, puedes decirlo a manera de pregunta y fijarte en la respuesta de tu cuerpo. El formato que uses para obtener la respuesta no es relevante, así que elige el que se sienta más natural para ti, ya sea como pregunta o como aseveración.

Simplemente relájate y permítele a tu cuerpo balancearse suavemente hacia el frente o hacia atrás. Así es como te dará la respuesta. Esto sucederá sin que hagas algo de forma consciente, así que si lo analizas o intentas ayudar, eso interferirá con el proceso. Si tu cuerpo se inclina hacia el frente ligeramente, tu mente subconsciente y tu cuerpo prácticamente están diciendo: "Sí, estoy de acuerdo con lo que acabas de decir". Esto quiere decir que en el fondo tu cuerpo cree que está bien que sanes y que tú estás de acuerdo con esa aseveración a nivel profundo y subconsciente. ¡Sí! Eso es lo que queremos, aunque esta respuesta es poco común.

Si tu cuerpo se inclina o se tira hacia atrás, y se separa de esta aseveración, tu mente subconsciente y tu cuerpo están diciendo: "¡No, no estás a salvo para sanar!" No te preocupes. No es un hecho; sólo es una creencia. Y es la respuesta más común que veo en mis clientes. Es aquello con lo que tu cuerpo está de acuerdo ahora, pero se puede cambiar. Es por eso que estamos haciendo este trabajo. Si ésa fue tu respuesta, te sorprendería descubrir que ésa es la norma. Para poder sanar necesitarás que tu cuerpo y tu mente subconsciente estén de acuerdo en lo más profundo en torno a que estás a salvo para poder sanar sin resistencia. La buena noticia es que estarás aprendiendo cómo liberarte de esta creencia (junto con muchas otras creencias que pueden estarte bloqueando), más adelante en el capítulo 8. Compartiré algunas creencias comunes que debes cambiar, basándome en miles de sesiones que he dirigido con clientes. También te enseñaré cómo descubrir algunas por ti mismo.

Cuando hagas el test muscular es muy importante relajarte, despegarte de la respuesta posible y concentrarte solamente en la pregunta o la aseveración. Como tu cuerpo responde a la energía de los pensamientos, las emociones, y más, si estás pensando en un montón de cosas, incluyendo lo que pudiera ser la respuesta, eso influirá en la ésta. Entiendo por completo que a los seres humanos nos encanta analizar, pero para que esta herramienta te sea útil intenta realmente dejarte ir y mantenerte abierto.

Test de aro en O

Voy a enseñarte otro método de test muscular como alternativa para el test de pie. Se llama test de aro en O. Con tu mano dominante, toca la almohadilla de tu dedo gordo con la almohadilla de tu dedo de en medio para hacer una forma de "O". No los presiones con mucha fuerza. Ahora inserta el dedo índice de la otra mano de tal manera que repose en la parte en que se unen el dedo gordo y el de en medio. Parecerá como si el índice fuera un gancho de caña para pescar. Utilizando una presión media, tira del dedo índice separándolo del aro en O para intentar abrir el sello de la "O".

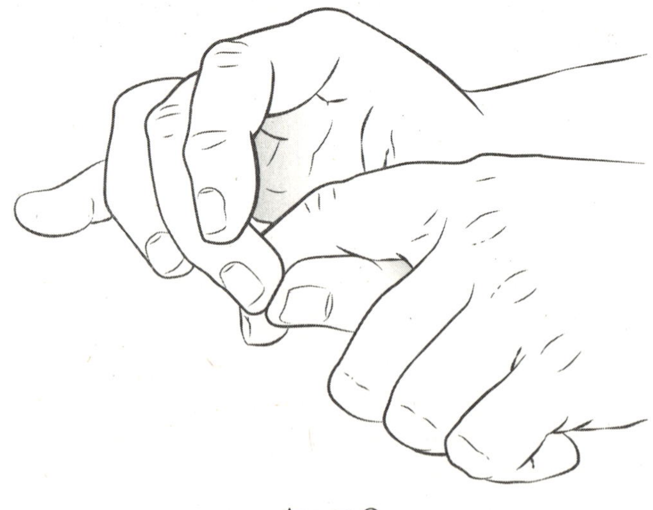

Aro en O

Así como hiciste con el test de pie, vas a formular aseveraciones de sí o no, o le harás a tu cuerpo preguntas de sí o no. Después de hacer una aseveración o una pregunta, utilizarás el dedo índice como gancho para intentar abrir el aro en O. Cuando tires con el dedo gancho después de verbalizar la pregunta o aseveración, identifica la respuesta de tu cuerpo para determinar la respuesta que te dé tu subconsciente. No debes usar demasiada fuerza para hacerlo, pues en ese caso romperías el sello de la "O" con sólo usar suficiente fuerza. Más bien, la idea es tirar para separarte de tu mano y ver si la "O" cede con mucha facilidad. Esencialmente estarás intentando ver si los músculos del aro en O se debilitan.

Cuando hiciste el test de pie, inclinarte hacia el frente fue la respuesta sí de tu cuerpo e inclinarte hacia atrás fue la respuesta no. Con el test de aro en O tu cuerpo dice sí o "estoy de acuerdo con la pregunta o aseveración" cuando la formación de "O" se mantiene fuerte sin dificultad. Eso quiere decir que no sientes que el aro en O cede. Si tu "O" parece aflojar su fuerza y quiere abrirse o separarse bajo presión, tu músculo está temporalmente en corto circuito (como dijimos a inicios de este capítulo). Tu cuerpo está diciendo "no" o "no estoy de acuerdo con la pregunta o aseveración".

El test muscular de aro en O no es una lucha entre tus dedos. Simplemente estás notando que la "O" se debilita con un poco de presión del dedo gancho. Puedes tardar un poco de tiempo en conseguir la calibración adecuada, como te tardas en establecer la llama adecuada cuando enciendes la estufa. Con práctica, encontrarás el equilibrio que te funcione mejor.

Para facilitar las cosas, aquí tienes una forma rápida de descubrir qué te está comunicando tu cuerpo por medio del test muscular:

Test de pie:
Hacia el frente = "sí, estoy de acuerdo".
Hacia atrás = "no, no estoy de acuerdo".

Test de aro en O:
La "O" se mantiene fuerte bajo presión = "Sí, estoy de acuerdo".
La "O" se rompe bajo presión = "No, no estoy de acuerdo".

Hay muchas técnicas de test muscular disponibles. Aunque el test de pie y el test de aro en O son dos de mis favoritas, podrías explorar el test mucho más con mayor profundidad por tu cuenta si es algo que te interesa.

Insisto en el valor de esta herramienta, pero tampoco quiero sugerir que todos la aprendan con demasiada facilidad de inmediato. De hecho, aprendí por primera vez el test muscular en una clase en la que era la única de unas treinta personas que no lograba dominarla. Casi me rendí llena de frustración, pero seguí intentándolo y con el tiempo simplemente se dio. Sea que domines el test muscular de forma instantánea o no, aun así puedes avanzar con el enfoque que describo en los siguientes capítulos.

Una alternativa para el test muscular: test de péndulo

Compartiré contigo un método alternativo para penetrar en la mente subconsciente. Es el equivalente al test muscular, pero algunas personas lo encuentran más fácil. Esta técnica se llama test de péndulo. En lugar de usar tu cuerpo para este test, usarás un péndulo, el cual actuará como conductor de tu propia energía. Para empezar, necesitarás un collar de cadena o un hilo con un objeto pesado atado a él. Puedes usar el collar con un colgante, pero si no tienes eso, basta con ensartar un perno en un trozo de hilo. Debe ser suficientemente largo para que cuelgue y se balancee sin problema, pero no hay otro requisito de largo o peso. Ahora, usando algunos dedos, simplemente sostén el hilo o la cadena con el péndulo frente a ti y deja que cuelgue. El hilo o la cadena deben colgar de la punta de tus dedos con el objeto pesado en la base.

Así como hiciste en el test de pie o en el test de aro O, tendrás que hacer aseveraciones de sí o no, o hacerle preguntas a tu péndulo de sí o no. En vez de que tu cuerpo se balancee, como lo hizo en el test de pie, será el péndulo el que lo haga respondiendo a tu energía. Es útil "programar" tu péndulo estableciendo lo que hará para dar una respuesta de sí y lo que hará para responder que no. Puedes hacerlo diciendo: "muéstrame un sí" y luego ver lo que hace el péndulo. Luego di: "muéstrame un no" y observa también eso. Usualmente, el péndulo se balanceará lejos de tu cuerpo y de regreso para decir que sí y se balanceará de lado a lado horizontalmente para decir que no. No obstante, tus respuestas de sí y no pueden ser distintas. Por ejemplo, tu péndulo puede hacer círculos para decir que sí y quedarse quieto para decir que no. Cualquier respuesta está bien siempre y cuando puedas determinar lo que el péndulo hace para cada respuesta.

Después de hacer la aseveración o la pregunta, ve lo que hace el péndulo. Asegúrate de que tu brazo esté relajado (puedes apoyar un codo en una mesa), y permite que el péndulo se balancee de forma natural. Estudia la respuesta del péndulo para descubrir qué respuesta te está dando tu subconsciente.

Con el test del péndulo, tu cuerpo dice que "sí" o "estoy en resonancia" con la pregunta cuando el péndulo exhibe cualquier respuesta que tengas para sí. Si tu péndulo hace tu respuesta de no, entonces tu energía está temporalmente en corto circuito, como dijimos a inicios de este capítulo. Tu cuerpo dice que "no" o "no estoy en resonancia con esa pregunta o aseveración".

A lo largo de este libro utilizaré el término test muscular para expresarme de forma sencilla, pero considera que el test muscular y el test de péndulo son completamente intercambiables, así que siéntete libre de usarlos después si te funciona.

Consejos para hacer el test muscular

Como a mí me costó mucho trabajo al principio hacer el test muscular, descubrí muchos trucos para hacer la técnica de la forma más acertada posible. Pero recuerda, solamente es una herramienta útil. Lo mejor que puedes hacer es relajarte mientras la usas. Aquí hay unos consejos para ti:

- Asegúrate de estar bien hidratado. La electricidad requiere de agua, y si estás deshidratado, tu sistema de energía no funciona como debe, con lo cual es difícil obtener respuestas claras.
- Haz la pregunta de diferente forma si no obtienes una respuesta clara. A veces el cuerpo no responde si no estamos haciendo la pregunta adecuada o si necesitamos cambiar ligeramente la pregunta. Simplemente cambia la manera en que haces la pregunta, de manera similar como parafrasearías algo ligeramente si se lo explicaras a un amigo confundido.

- Asegúrate de respirar profundamente y hacer una pausa entre las preguntas para permitirles a tu cuerpo y a tu cerebro recalibrarse. Hacerlo demasiado rápido generará una sobrecarga sensorial y tu sistema se trabará, generando respuestas confusas.
- Sepárate de los aparatos electrónicos, ya que pueden interferir con el flujo energético de tu cuerpo.
- Haz aseveraciones o preguntas utilizando solamente lenguaje afirmativo. Por ejemplo, si intentas descubrir si en el fondo crees que puedes sanar, usa la aseveración: "Puedo sanar" y ve cómo responde tu cuerpo, en lugar de decir: "No puedo sanar". El cuerpo se confunde con los negativos de este tipo al hacer el test muscular.
- Precaución: No uses la técnica de test muscular para intentar predecir el futuro, ganar la lotería, confirmarte si sufriste abuso o te ignoraron de niño, o para tomar decisiones de vida importantes. Las respuestas no serán acertadas, y tomar decisiones basándote en el test muscular puede ser peligroso, ¡tanto yo como muchos otros evaluadores del test muscular podemos decírtelo a partir de la experiencia! El test muscular debe usarse como herramienta para ver aquello con lo que el cuerpo está en resonancia, para que puedas cambiar y liberar energías emocionales que ya no te sirven.
- Usaremos el test muscular a lo largo de los siguientes capítulos, así que tendrás muchas oportunidades para practicar la técnica. Simplemente sé paciente y mantente abierto hasta que le agarres el modo. Hasta entonces, te enseñaré a identificar los bloqueos emocionales y a liberarlos sin el test muscular. No necesitas hacer el test muscular para sanar, pero si aprendes a aplicarlo sé que te será muy útil.

Ahora que comprendes lo básico de las emociones y del sistema de energía y del arte del test muscular, estás listo para oficialmente empezar la aventura de sanar. Empecemos con calmar y reentrenar tu cuerpo. Sígueme.

Resumen

Aunque la ansiedad puede ser un problema muy confuso y complejo, tu cuerpo tiene mucha información y sabiduría acerca de lo que está causándola o contribuyendo para que se genere. La mente subconsciente puede estar programada de tal forma que te sea difícil superar la ansiedad y sanar.

La buena noticia es que al penetrar en tu mente subconsciente puedes tener gran éxito e incluso acelerar tu sanación. El test muscular y el test de péndulo son dos herramientas magníficas para ayudarte a hacerlo.

Sección II

* * * * * * * * * * * * * * *

Empieza a sanar ahora

Capítulo 4

* * * * * * * * * * * * * * *

Calma y reentrena tu cuerpo

En este capítulo profundizaremos más en la respuesta de pelear, huir o quedarse helado (que yo llamo la respuesta de pérdida de control) para ayudarte a comprender por qué te ha sido tan difícil sanar. Lo que la mayoría de las personas describe como estar abrumado es, de hecho, parte de esta dinámica, la cual hace que las personas se sientan bloqueadas en un estado de petrificación, sin poder ayudarse a sí mismas. Esta dinámica crea un ciclo interminable de autosabotaje.

Nos centraremos en un protocolo específico para calmar la respuesta de descontrol de tu cuerpo, el cual esencialmente actúa como programa de reentrenamiento. Te enseñaré técnicas muy fáciles de implementar, además de sugerirte una manera sencilla de usarlo como programa diario. En este capítulo darás tu primer paso a la sanación.

La respuesta de pelear, huir o quedarse helado

La respuesta de pelear, huir o quedarse helado (conocida como la respuesta de descontrol) está regulada por la parte del sistema de energía llamada meridiano de triple calentador. Para ayudarte a comprender mejor el meridiano de triple calentador, considéralo como una especie de padre protector interno. Cuando guardas experiencias emocionales sin resolver en tu cuerpo, puedes quedar suspendido en un lugar en el que el meridiano de triple calentador está en estado de pánico o de marchas forzadas, intentando protegerte de que esas cosas te vuelvan a suceder, sea o no que eso sea posible. Cuando el meridiano de triple calentador está trabajando duro para protegerte, estás en modo de descontrol. Este estado esencialmente es de estrés, lo cual está orquestado por el sistema nervioso simpático.

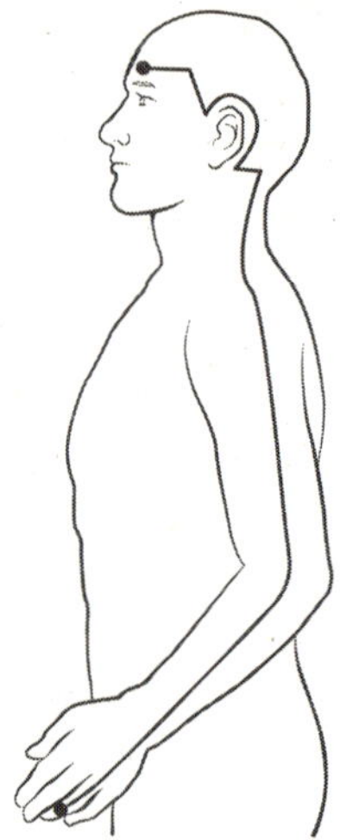

Meridiano de triple calentador

Hay tres tipos de respuestas involuntarias que la gente suele tener al estar asustada: pelear (te sientes fuerte y quieres combatir contra la situación actual), huir (quieres correr lo más lejos posible) o quedarte helado (te congelas y no puedes hacer nada). Algunos tendemos más a una respuesta que otros o presentamos las tres en diferentes momentos dependiendo de la situación. Yo soy artista del escape de corazón. Dame un problema, una emoción difícil o cualquier otra cosa que me abrume y mi primer instinto siempre será reservar unas vacaciones. Si no puedo hacerlo, querré salir a cenar. Ésos son ejemplos de huida. ¿No puedo salir de casa? En ese caso tiendo a no querer hacer nada para ayudarme. Me doy un baño. Doy vueltas por ahí. Ignoro lo que sucede. Ésos son ejemplos de quedarse helado. Si actuara según mis tendencias, no seguiría un patrón saludable.

Es importante que te des cuenta de que el estrés a veces puede ser beneficioso. Éste es el caso cuando estamos en grave peligro y necesitamos liberar químicos para poder luchar (defendernos), huir (escapar de la situación) o quedarnos helados (agacharnos o escondernos) para evitar el peligro y mantenernos a salvo.

Un buen ejemplo de cómo debiera funcionar la respuesta de pelear, huir o quedarse helado es el que presentan los animales salvajes. Cuando los animales están en peligro se ponen en modo de pelear, huir o quedarse helados para poder escapar del peligro (los tigres pelean, los conejos se congelan y los antílopes huyen). Pero cuando se acaba la situación de peligro tiemblan para descargar el estrés. No obstante, los humanos no son tan buenos en ese proceso de liberación de estrés. Debido a la forma en que hemos evolucionado en esta cultura acelerada, nuestro sistema llega a un punto en el que no puede determinar la diferencia entre el estrés de un peligro real o una amenaza y el que proviene de bagaje emocional no resuelto. Para el cuerpo, simplemente resulta demasiado estresante. Además, normalmente no aprendemos técnicas de liberación de estrés a una edad temprana, así que acabamos no teniendo manera de liberar el estrés y seguir adelante. Esto hace que nos bloqueemos en ese modo de descontrol, el cual no sólo crea ansiedad sino que evita que sanemos de la misma.

¿Estás empezando a sentir más compasión por ti en cuanto a la razón por la que has estado bloqueado? ¡Espero que sí!

Cómo te afecta físicamente la respuesta de pelear, huir o quedarse helado

Aunque algunas personas pueden creer que la ansiedad está en tu mente, voy a ilustrar por qué eso no podría estar más lejos de la realidad.

Recuerda, guardar energía emocional vieja en el cuerpo puede hacer que el cuerpo quede bloqueado en el modo de pelear, huir o quedarse helado. En esta respuesta, el meridiano de triple calentador está haciendo todo lo que puede para protegernos (como un padre sobreprotector lo hace por su cachorro), pero al hacerlo, el sistema nervioso simpático se pone en modo de estrés. Esto es exactamente lo opuesto al modo de sanación.

La respuesta de pelear, huir o quedarse helado genera las siguientes reacciones fisiológicas de estrés:

- La sangre se aleja del tracto digestivo, el apéndice y otros órganos no vitales.
- El cuerpo produce glucosa adicional.
- El sistema inmunitario se deprime, en parte debido a la producción de altos niveles de cortisol generados por la liberación de adrenalina.
- Las áreas del cerebro relacionadas con la memoria a corto y largo plazo se ven afectadas.
- El ritmo cardiaco y la presión arterial aumentan.

Si no resolvemos el bagaje emocional que contribuyó a la creación de esta dinámica, es posible que nos quedemos bloqueados en este estado perpetuo, que es exactamente lo que sucede en el caso de la ansiedad. Como recordatorio, las emociones o el estrés no son problemas en sí mismos. Son totalmente normales. El reto está en la manera en que el sistema de energía del cuerpo reacciona a esas influencias estresantes, porque eso provoca desequilibrios que pueden generar ansiedad.

El cuerpo tiene una sorprendente habilidad tanto para protegerse y defenderse como para sanar y repararse. Lo difícil es que estos procesos no se pueden dar de manera simultánea. El cuerpo puede ponerse en modo de sanación total solamente una vez que haya salido de una crisis o de modo de descontrol. Pero antes de que empieces a preocuparte permíteme asegurarte que esto no significa que tienes que estar totalmente en calma o libre de todo tipo de estrés para poder sanar. Significa más bien que es tu trabajo hacer la programación necesaria para que tu cuerpo se sienta lo más seguro y relajado posible. Eso es lo que vamos a empezar a trabajar juntos ahora.

Calma y reentrena tu cuerpo

La manera más efectiva de empezar a curar la ansiedad es apagando la respuesta de pelear, huir o quedarse helado. En otras palabras, necesitas convencer al meridiano de triple calentador que está bien que deje de estar en modo de descontrol y se pase a modo en calma para que puedas relajarte y vivir tu vida.

Conforme trabajes para apagar la respuesta de pelear, huir o quedarse helado estarás iniciando un estado relajado en tu sistema. Cuando estás relajado tu sistema nervioso parasimpático está utilizando su función descansa y digiere. Estás en modo sanación. Tu sistema nervioso definitivamente es clave para este proceso.

Hay varias maneras en que podemos ayudarnos a ponernos en un estado calmado y relajado:

Paso 1: Calma y reentrena la respuesta de descontrol de tu cuerpo

Utilizando ejercicios específicos que aprenderás en este capítulo, podrás reentrenar a tu meridiano de triple calentador para que se calme y ayude a generar una respuesta de relajación en vez de una respuesta de descontrol.

Paso 2: Aborda la raíz de la ansiedad

En la sección III estaremos liberando energías emocionales viejas que de entrada ayudan a crear la ansiedad. Todo el bagaje emocional puede afectar tu sistema de energía y disparar la respuesta de pelear, huir o quedarse helado en tu cuerpo. Es por eso que es esencial trabajar en los dos pasos que describí.

Vamos a empezar con calmar y reentrenar. Si podemos hacer que tu cuerpo cambie incluso un poco en dirección a la relajación, será mucho más fácil liberar bagaje emocional que se ha guardado en tu cuerpo desde hace mucho tiempo.

La respuesta de relajación se puede lograr de varias maneras, incluyendo la meditación, el yoga, qi gong y más. No obstante, en mi propio viaje de sanación noté que me era casi imposible hacer cualquiera de esas cosas. De hecho, ¡estaba demasiado no relajada como para estar relajada!

Mi propio proceso es efectivo porque no requiere de gran cantidad de concentración o disciplina, y no requiere que te quedes quieto. Te ayuda a empezar a cambiar la *energía* de pelear, huir o quedarte helado para que puedas profundizar con más facilidad en el trabajo de volver a liberar energías emocionales que causaron la respuesta.

Una vez que hagas estos pasos para calmar y reentrenar tu cuerpo, y que liberes las energías emocionales que crearon la ansiedad (capítulos 6-8) ya no tendrás que tener miedo de la vida. Ya no tendrás que lidiar con los causantes porque habrás cambiado toda la relación de tu cuerpo con ellos y con el mundo a tu alrededor. ¡Estarás en camino a curarte de la ansiedad!

Un programa diario: calmar y reentrenar tu cuerpo

Lo más importante sobre calmar la respuesta de pérdida de control es que se debe hacer con consistencia. El modo de pérdida de control del cuerpo debe considerarse como un mal hábito que se puede romper únicamente con dedicación suave pero persistente. Asemejo este proceso de reentrenamiento con enseñar a un cachorrito a hacer sus necesidades. Si alguna vez lo has hecho, sabrás que todo depende de la constancia, persistencia y más constancia. ¡Ah, sí, y paciencia! Cuando un cachorrito hace sus necesidades en un lugar en el que no debe, debes enseñarle la manera correcta de hacerlo, una y otra vez. No puedes decidir hacerlo solamente algunas veces, porque así no funcionará el entrenamiento. Tu sistema de energía es exactamente igual. Imagina que eres un cachorrito. Cuando tu cuerpo está en modo descontrol debes enseñarle una mejor alternativa (modo relajación) una y otra vez hasta que se convierta en la respuesta obvia. Al usar estas técnicas sencillas a lo largo del día le dirás a tu cuerpo: *oye, vamos a calmarnos ahora en lugar de perder el control como lo hemos estado haciendo.*

La energía del triple calentador se resiste al cambio y es ligeramente sensible al agobio, así que debes dar pasos pequeños y despacito. Es la manera más efectiva de convencer al meridiano de triple calentador para que coopere con tu intento de cambiar el patrón de descontrol que ha mantenido tu cuerpo por tanto tiempo. Aunque la constancia es algo necesario, definitivamente no quiere decir que tienes que usar las siguientes técnicas por horas seguidas. De hecho, es más efectivo usarlas durante periodos cortos varias veces al día. Se trata de establecer un nuevo hábito más saludable, lo cual requerirá entrenamiento.

Las técnicas

Estarás usando las siguientes tres técnicas a lo largo de cada día para empezar a calmar y reentrenar tu cuerpo. Cada técnica es supersencilla y tarda solamente unos minutos en hacerse. Aplícalas todas para ver cuál te funciona mejor. Sabrás que has encontrado una técnica efectiva cuando sientas que cambia tu energía, que tu cuerpo se calma y que piensas con más claridad.

Reposo de frente

Cuando estamos en modo descontrol gran cantidad de sangre abandona los lóbulos frontales del cerebro, lo cual nubla nuestro pensamiento y hace que nos cueste trabajo calmarnos. Pero esto ya lo sabes si es que has intentado usar la lógica para intentar controlar el pánico. Aprendí este ejercicio de Donna Eden.[1] Utiliza la energía electromagnética en las puntas de tus dedos para ayudar a atraer de nuevo la sangre a tus lóbulos frontales para que puedas calmarte y pensar qué harás a continuación por ti.

Apoya las puntas de tus dedos suavemente en tu frente sobre las cejas. A mí me gusta poner mis dedos gordos en las sienes (porque las sienes están conectadas con el meridiano de triple calentador) y cubrir suavemente mis ojos con las palmas de mis manos. Parecerá como si estuvieras jugando al cucú-tras. con un bebé. Simplemente mantén tus manos de esta manera y respira durante treinta segundos o hasta unos minutos, hasta que sientas una pulsación ligera en las puntas de tus dedos o hasta que te sientas más en calma.

Línea del meridiano de triple calentador

Cuando el meridiano de triple calentador se sobrecarga es fácil que tu cuerpo se llene de adrenalina y pánico. Afortunadamente hay una manera de domar a este meridiano y hacer que se calme. Puedes hacerlo trazando en reversa el camino del meridiano de triple calentador. Esto liberará suavemente o descargará el exceso de energía que no se necesita en ese momento.

Coloca las manos a ambos lados de tu cara de tal forma que las puntas de tus dedos descansen en tus sienes y las palmas reposen en

---

1 Donna Eden, con David Feinstein, *Energy Medicine: How to Use Your Body's Energies for Optimum Health and Vitality* (Londres: Piatkus, 1999).

tus mejillas. Ahora traza lenta y deliberadamente el contorno de tus orejas hacia arriba y en círculo (sin perder contacto con tu cabeza) y luego deslízalas hacia debajo de tu cuello hasta llegar a los hombros. Ahora separa las manos y cruza los brazos para que cada mano repose en el hombro opuesto, desliza cada mano hacia abajo como si te dieras un abrazo a ti mismo, y acaba en un punto en el que sostengas tus manos en una posición que sientas natural. Repite el movimiento completo varias veces más.

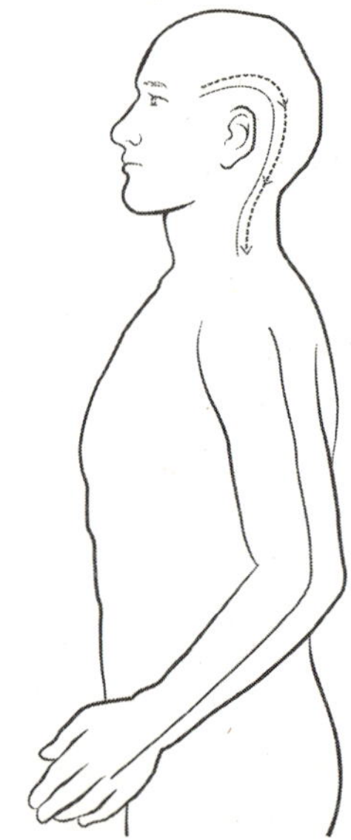

Meridiano de triple calentador

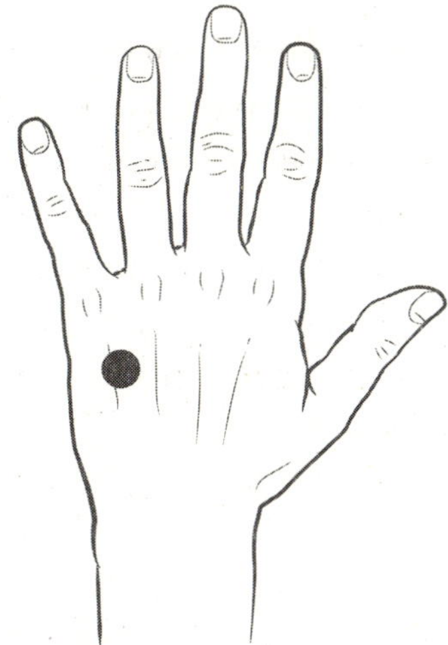

Punto de pánico (punto *gamut*)

Utiliza el punto de pánico

Hay un lugar mágico en la parte superior de cada mano y es muy útil para ayudar a calmarte. Está a la mitad del camino bajando desde la parte superior de la mano entre el dedo meñique y el anular, y se ubica justo en la línea del meridiano de triple calentador. Al dar golpecitos o acariciar este punto, llamado punto *gamut*, podemos calmar su energía, lo cual tendrá un efecto directo en el cuerpo. Simplemente da golpecitos o acaricia este punto utilizando tres o cuatro dedos de la otra mano. Usa esta técnica y da respiraciones profundas. Es perfecta para hacerse debajo de la mesa de un restaurante o de un escritorio en la oficina. Debido a que este punto está ubicado directamente en la vía de energía del meridiano de triple calentador, trabajarla envía un mensaje a esa fuerza de energía para que deje de ser sobreprotectora y se relaje.

Cuándo y durante cuánto tiempo usar las técnicas

Para cambiar los hábitos y patrones del meridiano de triple calentador, se deben hacer los ejercicios al menos tres veces al día, mejor si es por la mañana, a medio día y por la tarde. Pero no tengo reglas estrictas, así que haz lo que te funcione en cuestión de tiempo.

Ya conoces las increíbles prácticas base del capítulo 1 (conexión con la tierra, trazo de ojos y golpeteo del timo), las cuales te ayudarán a equilibrar tu energía y darte una base fuerte para sanar. Ojalá que ya tengas el hábito de hacerlas a diario. Ahora añadiremos las técnicas específicas para calmarte y reentrenarte a tu rutina diaria.

Hay varias formas en las que integrarás las tres nuevas técnicas que acabas de aprender.

Primero: Cuando entres en modo de pánico o estrés, inmediatamente debes practicar una técnica para calmarte: el reposo de frente, la línea del meridiano de triple calentador o el punto de pánico. No importa cuál uses, así que elige el que más te sientas atraído a hacer. Es la única manera en la que puedes enseñar a tu cuerpo qué hacer en lugar de entrar en pánico. Con el tiempo, si lo haces de forma constante (al menos treinta días seguidos), empezarás a sentir un cambio en la respuesta de tu cuerpo al estrés.

Segundo: Pon un temporizador o toma nota mental para integrar las técnicas a tu día en intervalos de tres horarios distintos, como por la mañana (al despertar), por la tarde y por la noche (antes de acostarte). Estos horarios no tienen que ser exactos, pero intenta espaciarlos de la manera más uniforme que puedas. En esencia, elegirás una técnica a cada hora del día y la practicarás durante al menos dos minutos seguidos (un total de seis minutos al día). Intenta incrementar el tiempo hasta sumar quince minutos al día (cinco minutos para cada ejercicio).

Utilizando las técnicas tanto en el momento en que las necesites como de manera consistente tres veces al día lograrás maravillas para reentrenar tu sistema para que se calme. Es un suave recordatorio de que debe hacer "esto" (estar en calma) en vez de "eso" (descontrolarse). Y al igual que cuando entrenas a un cachorro, ¡te beneficiará si no dejas de hacerlo! Antes de que te des cuenta, tu cuerpo se estará relajando solito.

Resumen

Es indispensable abordar la respuesta de pelear, huir o quedarse helado de tu cuerpo (es decir, la respuesta de descontrol) con el fin de liberar por completo la ansiedad del cuerpo. En momentos de estrés o trauma, es completamente normal que el cuerpo entre en modo pelear, huir o quedarse helado. No obstante, cuando el cuerpo se queda suspendido en ese estado, puede hacer que sea difícil sanar la ansiedad o puede contribuir a ella. Para lograr liberar la ansiedad debemos empezar trabajando con la energía del triple calentador (responsable de generar la respuesta de pelear, huir o quedarse helado). Calmar esta respuesta es clave para hacer el protocolo para la sanación de la ansiedad. Es esencialmente un programa de reentrenamiento del cuerpo.

Ahora aprenderás a trabajar con tus sentimientos actuales de una manera completamente nueva. Luego estarás listo para liberar bloqueos emocionales profundamente arraigados para lograr una sanación total y completa. ¡Ya vas hacia allá!

Capítulo 5

* * * * * * * * * * * * * * *

Maneja tus sentimientos

Las emociones son parte natural de un ser humano. Aunque solía oponerme a tener que lidiar con mis sentimientos por lo incómodo que me resultaba, ahora comprendo el coste de no hacerlo: ansiedad y a veces enfermedad física. Reprimir emociones como la ira, el miedo y la tristeza es demasiado como para que nuestro cuerpo pueda soportarlo. Para poder llegar a nuestro bienestar total debemos tener herramientas para manejar nuestras emociones en el momento presente. Incluso si nunca antes lo has hecho, no es demasiado tarde para empezar. De hecho, manejar tus sentimientos es el primer paso para enseñarle a tu cuerpo a soltarlos en vez de aferrarse a ellos. Esta pieza —manejar tus emociones para no reprimirlas y manifestarlas como ansiedad— puede tener un impacto enorme y positivo en tu vida, ¡y muy rápido!

Como el mejor lugar para empezar siempre es el punto en el que estás, en este capítulo aprenderás exactamente qué hacer con tus emociones difíciles (esencialmente, la ansiedad) para que puedas empezar a sentirte mejor de inmediato. Te enseñaré dos técnicas poderosas para manejar tus sentimientos en el tiempo presente: técnica de liberación emocional (TLE) y golpeteo de chakras, las cuales se pueden usar de forma indistinta.

Luego, en el siguiente capítulo, aprenderás a regresar a tu pasado y hacer un trabajo incluso más profundo para liberar emociones que has arrastrado por mucho tiempo, quizá incluso durante toda tu vida. Pero no te preocupes, ¡el proceso será mucho más fácil de lo que piensas!

Emociones: lo básico

Cuando atravesamos experiencias de vida realmente lo que hacemos es sentirlas. Cuando tenemos experiencias que nos afectan podemos sentirnos tristes, enfadados o frustrados. Todas son emociones que consideramos negativas o malas, pero las emociones no son dañinas en sí mismas, siempre y cuando sigan fluyendo y no se queden bloqueadas. De hecho, las emociones deben fluir, no atascarse. La palabra "emoción" en sí misma viene del latín *emovere*, "afectar", que proviene del latín *e-* + *moveré*, "mover". Pero cuando las emociones se reprimen en lugar de manejarse cuando se presentan, la experiencia de sentimientos prolongados puede crear ansiedad.

Ya aprendiste que cuando un animal salvaje experimenta un acontecimiento estresante se sacude, tiembla, corre o hace otras actividades físicas para descargar el efecto de los químicos de estrés en el cuerpo. Nuestra tendencia humana también consiste en hacer esto, pero normalmente nos sentimos empujados a calmarnos, controlarnos, o dejar de ser sensibles, crecer y aguantarnos. Quizá nos hayan dicho estas cosas de niños o quizá te sientes incómodo con sentir tus sentimientos y te la has pasado repitiéndote todas esas cosas. De cualquier manera, si no sentimos, procesamos y liberamos las emociones fuertes, se pueden quedar congeladas en nuestro sistema, con lo cual se disparan y vuelven a disparar a lo largo de nuestra vida. Algunas emociones que sentimos en momentos difíciles y estresantes pueden quedarse activas y vibrando dentro de nosotros.

Para poder cambiar por completo el patrón del cuerpo de generación de ansiedad debemos empezar a manejar nuestras emociones. Te convendrá usar las siguientes técnicas cuando experimentes emociones difíciles —desde sentirte ansioso sin motivo hasta enojarte porque alguien hizo algo para lastimarte—. Suelo recordarles a mis clientes que "¡si estás ahí sentado sintiéndote mal, es mejor usar las técnicas para ayudarte a que eso salga mientras sigues sentado!" La idea detrás de esto es mover la energía que está saliendo de tu cuerpo.

Puede ser un nuevo concepto para ti, pero lidiar con tus sentimientos conforme se presentan hará una gran diferencia para sanar la ansiedad.

Técnica de liberación emocional (TLE) ¡La manera fácil de Amy!

La TLE es una de mis formas favoritas de manejar las emociones porque es fácil de usar, no necesitas nada más que a ti mismo para hacerla, y es efectiva. ¡Hay tantas aplicaciones para la TLE que prácticamente la uso para todo! Cuando aprendí a usarla la consideraba complicada y extraña. No resonaba con ella para nada. Como practicante, trabajaba con otra persona haciendo la TLE en mí para ayudarme a liberar algún miedo que tuviera, y yo simplemente me sentaba ahí sintiéndome confundida. Aunque sí me sentí bien después, salí del consultorio ese día y no lo volví a pensar. Ella no me explicó que la podía usar para mí, en mí, ni que pudiera ser tan simple. Años después, cuando redescubrí la técnica, aprendí a hacerla de forma sencilla y a usarla por mí misma, y ahora la uso casi todos los días. Lo que haré ahora será enseñarte la manera básica de usarla para abordar todos los sentimientos con los que puedas estar luchando justo ahora. Luego, en el siguiente capítulo, aprenderás cómo hacer más a partir de esta forma básica para profundizar también en la liberación de emociones de tu pasado.

La TLE nos da la oportunidad de enfocarnos en sentimientos que surgen al momento en lugar de ignorar y reprimirlos. Al utilizar la TLE atravesamos el saludable proceso de lidiar con nuestras emociones y liberarlas. Esto se hace con mucha tranquilidad. Al trabajar con nuestras emociones utilizando la TLE es probable que tengamos descubrimientos conscientes, cambios cognitivos y cambios de perspectiva en torno a nuestros sentimientos a lo largo del proceso. Esto suele ayudarnos a sentirnos mejor, no sólo porque estamos liberando las emociones reprimidas, sino también porque nos estresamos menos y caemos menos en pánico respecto a nuestra situación general. Muchas veces, los clientes nuevos me dicen que les preocupa sentir sus sentimientos porque temen abrir la caja de Pandora. Pero lo cierto es que quizá hayas estado sintiendo esos sentimientos (de ahí la ansiedad), así que lo único que estás haciendo ahora es manejarlos y liberarlos.

¿Qué es la TLE?

La TLE es una herramienta efectiva y sencilla que se basa en el sistema de meridianos, un sistema de vías de energía en el cuerpo que se originó en la medicina china hace miles de años. ¡Combina los principios de acupuntura (sin las agujas) con hablar! La TLE fue fundada a principios de la década de 1990 por un ingeniero graduado de Stanford llamado Gary Craig.[1] La técnica se basa en la terapia de campo de pensamiento, la cual Craig aprendió del doctor Roger Callahan. El proceso específico de Callahan de hacer golpeteo secuencial en puntos de acupuntura mientras se pensaba en recuerdos temidos era muy innovador pero demasiado complicado como para que las personas lo hicieran por sí mismas. Gary Craig logró simplificar el proceso y hacerlo accesible para todos por medio de la TLE. ¡Es una de las herramientas más sencillas y efectivas que he utilizado!

Los meridianos del cuerpo son rutas de energía entretejidas que forman una red más grande. A lo largo de los meridianos hay puntos especiales comúnmente usados en la acupuntura a los que se puede acceder para mover energía y quitar bloqueos. Donde sea que haya un desequilibrio energético, hay un bloqueo correspondiente en el sistema de meridianos, lo cual contribuye con la aparición de síntomas emocionales y físicos. Al hacer un golpeteo suave en esos puntos utilizando la punta de los dedos se liberan los bloqueos y se restaura el equilibrio.

Gary Craig dice que la causa de toda emoción negativa es un desequilibrio en el sistema de energía. Permíteme contarte qué significa eso al darte un ejemplo. Imagina que dos personas tienen la misma experiencia —por ejemplo, que las molestan en el colegio por la ropa que visten— y a una esto le afecta mucho (se queda con sentimientos de tristeza o falta de valía) mientras que a la otra no. Eso se debe al equivalente de un *bzzz* metafórico (un toque eléctrico

---

1 Gary Craig, "What is EFT? Theory, Science, and Uses", Official EFT, https://www.emofree.com/eft-tutorial/tapping-basics/what-is-eft.html.

pequeño) que se da en el sistema de energía al momento de vivir estrés emocional. Este fenómeno y el hecho de que se dé en una situación es único en el sistema individual de cada persona. No es exactamente lo que nos sucede ni las emociones que sentimos lo que nos causa problema. Más bien depende de la forma en que nuestro sistema de energía reacciona a una experiencia emocional específica o trauma. Si tenemos esa respuesta o *bzzz* en nuestro sistema de energía, es más probable que la experiencia y emociones se queden bloqueadas y nos afecten negativamente. Algunos de nosotros simplemente tendemos más a que se interrumpa nuestro sistema de energía o que se desequilibre en este tipo de experiencias.

La TLE nos ofrece un remedio para ese *bzzz* metafórico en el sistema de energía que desequilibró las cosas desde el inicio. La buena noticia es que cuanto más se equilibre tu sistema de energía con este trabajo, menos probable será que te afecte de la misma manera en experiencias futuras.

Al restablecer el equilibrio en el sistema de energía del cuerpo en relación con nuestras emociones, estamos abordando y liberando las energías desequilibradas que contribuyen de manera directa con la ansiedad.

Ésta es mi analogía favorita para explicar cómo funciona la TLE. Imagina a tu perro, Rufus, completamente descontrolado cada vez que llega el cartero. Cada día le dices a Rufus, con la voz más suave que tienes, que no pasa nada si el señor cartero está ahí, pero lo más probable es que Rufus te mire como si no supiera de qué le hablas y siga ladrando de miedo. Pero si te arrodillas junto a él y lo abrazas, lo calmas en el mismo momento en que está viendo al temible cartero, le estarás enviando una fuerte señal a su cuerpo de que está a salvo y seguro incluso cuando esté frente a este peligro (el señor cartero y su malvada cartera llena de cartas). Estarás cambiando la manera en que se siente Rufus en torno a esto que lo suele estresar, y finalmente estarás cambiando el patrón de lo que le sucede a Rufus en el cuerpo cuando vea al cartero. Su sistema se reprogramará para estar tranquilo y equilibrado en presencia del cartero. No cambiarás la circunstancia sino la reacción del cuerpo. Básicamente estarás haciendo lo mismo por ti. Cambiarás lo que sucede en tu cuerpo de energía cuando sientas emociones difíciles.

Muchas veces los clientes nuevos me dicen que ya han probado hacer la TLE antes, pero que no les gustó. Siempre acabo interesándolos en la ¡manera fácil de Amy! Enseño la TLE incluso a niños de cinco años, así que cualquiera puede aprenderla con facilidad. La clave está en hacer que el proceso sea simple. No es una técnica con reglas estrictas, ¡así que diviértete! Si lo haces, tendrás una poderosa herramienta que podrás usar en cualquier momento y en cualquier lugar.

Dónde hacer golpeteo: los puntos

Incluso si ya eres experto en la TLE, lee esto. Yo lo hago un poco diferente a muchos practicantes, así que quizá quieras aprender algo nuevo o distinto. Empecemos con los bloques de construcción de esta técnica.

Lo primero que tendrás que saber para usar la TLE es dónde tendrás que hacer golpeteo en tu cara y en tu cuerpo. No necesitas hacer nada con esto aún; simplemente quiero que comprendas dónde tocar cuando estés listo. Aunque no es importante que comprendas a qué meridiano (vía de energía) y sus emociones asociadas corresponde cada punto, creo que es algo interesante, así que te las voy a describir brevemente a continuación.

Hacer golpeteo en un punto crea un efecto de percusión que vibra a lo largo de la vía de energía asociada y realiza el trabajo de liberación. Así que aunque quiero que intentes tocar esos puntos, ten en cuenta que no lo tienes que hacer a la perfección. ¡Siempre y cuando estés haciendo el golpeteo en un punto cercano, ya la hiciste!

Veamos esto paso por paso.

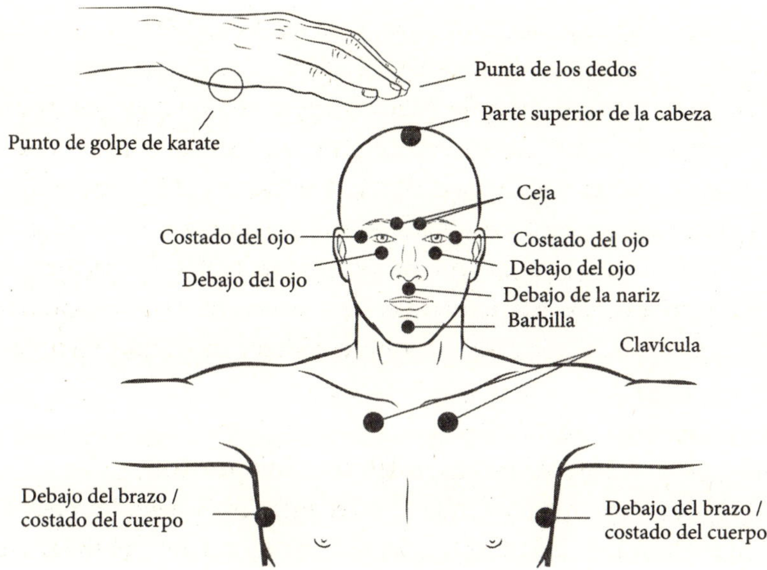

Puntos de golpeteo de la TLE

1. **Punto de golpe de karate** – *Punto de golpeteo:* la parte externa de la mano, a la mitad entre la base del dedo meñique y la muñeca. Es el punto con el que romperías una tabla si practicaras artes marciales.
   Corresponde a: Este punto suele asociarse con superar el autosabotaje y resistirse a la sanación.
2. **Punta de la cabeza** – *Punto de golpeteo:* Es la parte central de la parte superior de tu cabeza.
   Corresponde a: El meridiano principal, una vía de energía muy importante que recorre la parte posterior del cuerpo, la cual se une a otro meridiano importante llamado el meridiano central, el cual recorre la parte frontal del cuerpo. Son dos ramas de la misma vía de energía, representando el yin y yang del cuerpo. Se conectan con los riñones, el corazón y el cerebro.
3. **Ceja** – *Punto de golpeteo:* La esquina interior del ojo, justo al inicio de la ceja.
   Corresponde a: El meridiano de la vejiga, el cual tiene que ver con el nerviosismo (conectada con el sistema nervioso), los traumas, el agobio y la hipersensibilidad.

4. **Costado del ojo** – *Punto de golpeteo:* La esquina externa del ojo, justo en el hueso. Es la parte interior de la sien, más cercana al ojo.
   Corresponde a: El meridiano de la vesícula, el cual tiene que ver con el resentimiento, la tristeza, la ira y la irritabilidad.
5. **Debajo del ojo** – *Punto de golpeteo:* La parte superior del pómulo, justo debajo del ojo.
   Corresponde a: El meridiano del estómago, el cual se relaciona sobre todo con la preocupación.
6. **Debajo de la nariz** – *Punto de golpeteo:* Es donde estaría el bigote si tuvieras uno.
   Corresponde a: El meridiano gobernante que se relaciona con la vergüenza y la impotencia.
7. **Mentón** – *Punto de golpeteo:* La hendidura del mentón, a la mitad entre el labio inferior y la punta del mentón.
   Corresponde a: El meridiano central, una vía de energía importante que recorre la parte frontal del cuerpo, que está unida a otro meridiano importante llamado meridiano gobernador, el cual recorre la parte posterior del cuerpo. Son dos ramas de la misma vía de energía, representando el yin y yang del cuerpo. Se conecta con los riñones, el corazón y el cerebro.
8. **Clavícula** – *Punto de golpeteo:* Encuentra el lugar en el que un hombre se ataría la corbata y luego sepárate dos centímetros hacia el costado y baja directamente en la parte inferior de la clavícula.
   Corresponde a: El meridiano del riñón, el cual se conecta sobre todo con el miedo.
9. **Debajo del brazo / costado del cuerpo** – *Punto de golpeteo:* Es donde queda el tirante del sujetador, a unos ocho centímetros debajo de la axila en el costado del cuerpo.
   Corresponde a: El meridiano del apéndice, relacionado con la metabolización de pensamientos y emociones y la metabolización de las experiencias de vida.
10. **Puntas de los dedos** – *Puntos de golpeteo:* La parte inferior de cada uña de la mano derecha, donde se une con la cutícula. Solamente necesitas hacer golpeteo en las yemas de una mano.

Corresponde a: El dedo gordo (meridiano del pulmón, relacionado con la angustia y la depresión), dedo anular (meridiano del intestino grueso, relacionado con soltar), dedo de en medio (meridiano de la circulación y el sexo, relacionado con la ira) y dedo pequeño (meridiano del corazón, relacionado con las relaciones y la autoestima).

Nota: El dedo anular no se asocia con un meridiano específico pero sí se incluye en el proceso de la TLE porque sería confuso omitirlo.

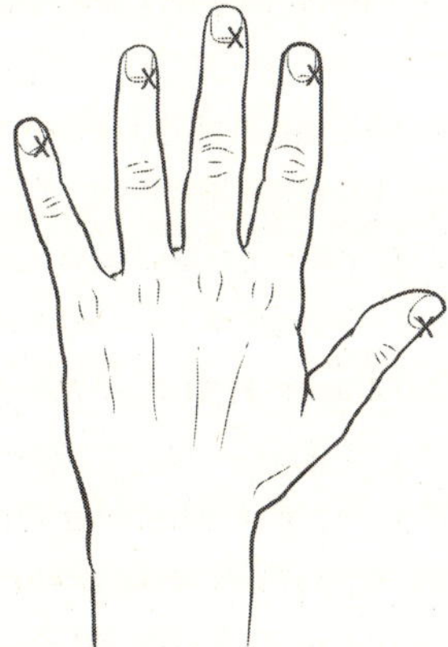

Puntos de golpeteo de la punta de los dedos

Cómo hacer el golpeteo

Puedes trabajar en un lado de tu cuerpo o en ambos lados para cada punto. Funciona igual, así que haz lo que te sea más natural. Yo soy una practicante que se autodefine como floja, así que solamente uso un lado de mi cara y de mi cuerpo.

Intenta dar de cinco a siete golpecitos en cada punto (no te concentres en esto ni en la cuenta; es una sugerencia general) utilizando presión media. A veces los que son nuevos en esto lo hacen demasiado fuerte y acaban sintiendo dolor. Si esto te sucede, definitivamente lo estás haciendo con demasiada fuerza. Si los puntos se sienten un poco doloridos, suele significar que las vías de energía asociadas tienen mucha energía bloqueada y deben limpiarse, así que, en ese caso, continúa. Utiliza las puntas de tus dedos, no tus uñas. Más allá de eso, no hay algo que puedas hacer mal en esta técnica, así que relájate e inténtala.

Si aprendiste a usar la TLE sin los puntos de punta de los dedos, aprendiste la versión corta. Algunas personas no usan ciertos puntos para ahorrarse tiempo, pero yo siempre los uso todos para cubrir todas las vías de energía conectadas con los diversos órganos, glándulas, músculos y más. Lo mejor es cubrir todas las bases en vez de ahorrarte unos segundos.

Cómo usar la técnica de liberación emocional (TLE)

Ahora que conoces los puntos de golpeteo, hablaremos de la parte de liberación. Ten en mente que la meta última de la TLE es *a)* hablar de los sentimientos desagradables que tienes ahora (sea en voz alta o en tu cabeza) y luego *b)* hacer golpeteo al mismo tiempo para liberarlos de tu sistema de energía. Eso es todo. ¡Fácil! Habla como si me estuvieras contando a mí o a un amigo cómo te sientes y al mismo tiempo da golpecitos continuos en los puntos. Te recomiendo hacerlo en voz alta porque te ayuda a mantenerte concentrado en la labor y también puede ayudar a liberar más energía si lo haces por razones productivas como la TLE. Pero si te sientes incómodo o no logras decirlo en voz alta, no pasa nada; simplemente dilo en tu mente. No te sientas intimidado por darles voz a tus sentimientos. La mayoría de nosotros tiene un constante flujo de pensamientos en la mente todo el tiempo sobre cómo nos sentimos, por qué probablemente nos sentimos así y cómo nos sentimos sobre sentirnos como nos sentimos. El mayor obstáculo al que se enfrenta la gente al usar esta técnica es no saber qué decir, pero si piensas en ello, quizá nunca hay un momento de silencio en tu mente. Ya sabes todo lo que tienes que decir.

Nota: Tengo algunos clientes que físicamente no pueden usar sus manos para hacer golpeteo. Si ése es tu caso, simplemente cierra los ojos e imagina que haces el golpeteo de la forma en que te lo describo. Como todo (pensamientos, emociones, tu cuerpo) es energía, podemos mover energía visualizando el proceso. ¡Puede sonar un poco loco, pero te aseguro que funciona! Visualizar el golpeteo también es mi truco favorito para aliviar la ansiedad en mitad de la noche. Si físicamente no puedes hacerlo porque no quieres despertar a tu pareja, simplemente da los golpecitos en todos los puntos y habla en tu mente. Yo uso este método todo el tiempo y con mucho éxito.

Vamos a usar unos pasos sencillos como guía al aprender la TLE. Esto te dará una buena base para usar la TLE por tu cuenta. En el apéndice encontrarás varios guiones para golpeteo que he creado para guiarte más allá conforme domines su uso.

1. Califica cómo te sientes ahora.
2. Crea una aseveración establecida.
3. Usa esa aseveración mientras haces golpeteo en el punto de golpe de karate.
4. Haz golpeteo en el resto de los puntos y desahógate.
5. Percibe cómo te sientes y repítelo.
6. Cierra tu sesión de TLE.

Paso 1: Califica cómo te sientes ahora

Empieza estableciendo un número del uno al diez (diez es el más intenso) para determinar cómo te sientes ahora. Cierra los ojos por un momento y concéntrate en cómo te sientes. Concéntrate en la ansiedad por un momento. Deja que todas las sensaciones físicas y las emociones se vuelvan conscientes por un momento. Por ejemplo, quizá notes que tu corazón se acelera y te sientes incómodo, preocupado y carente de energía.

Deja que tus sentimientos salgan a la superficie. Recuerda que una razón importante por la que los sentimientos están bloqueados es porque los has estado reprimiendo. Muchos clientes me dicen que les preocupa sentir sus sentimientos porque temen abrir la caja de Pandora. Pero lo cierto es que ya has estado sintiendo esos sentimientos (de ahí la ansiedad), así que lo único que estarás haciendo ahora es permitirte sentirlos y reconocerlos para poder liberarlos. En una escala del uno al diez, con diez siendo el más fuerte, califica con cuánta intensidad sientes esto justo ahora. Puedes ubicar dónde lo sientes en tu cuerpo, o tomar nota mental. Por ejemplo, quizá sientas un hoyo en el estómago, un dolor en el pecho o confusión mental. Si no lo sientes en alguna parte, no pasa nada.

No importa cuál sea tu calificación al empezar. Simplemente estarás usando este número para analizar tu progreso al liberarla.

Paso 2: Crea una declaración de inicio

Siempre empezarás con lo que llamamos una *declaración de inicio* para describir tus sentimientos actuales. Esta declaración tiene dos partes.

> *Aunque __________ (describe cómo te sientes ahora), de todas maneras puedo estar bien.*

Utilizando esta declaración, estás reconociendo el sentimiento con el que estás trabajando pero estás enviando el mensaje de que puedes liberarlo y seguir adelante. La meta de estar bien sin importar qué pase es algo que cambia enormemente la situación para sanar tu ansiedad, que es la razón por la cual personalmente utilizo la frase de "estar bien de todas maneras" en la segunda parte de la declaración. Pero en un minuto verás que puedes modificar esto de diferentes maneras.

La primera parte de la declaración de inicio

En la primera parte de tu declaración de inicio lo mejor es que uses el mayor número de detalles posibles para describir y sacar la energía en la que te concentraste en el paso 1 para poder liberarla. El objetivo es sacar los sentimientos y reconocerlos para poder procesarlos y sacarlos del sistema.

Nota importante: Un fenómeno interesante que he notado a lo largo de los años es que la manera en que una persona se siente respecto a la ansiedad es un indicador de lo que contribuyó con que apareciera de inicio. Por ejemplo, intenta identificar tu emoción primaria sobre cómo manejas la ansiedad. ¿Es frustración o angustia o enfado? Sean las que sean las emociones con las que resuenes probablemente ésa será la energía emocional que debes trabajar a nivel profundo con el fin de sanar por completo. Eso significa que trabajar con los sentimientos primarios que tienes acerca de vivir con ansiedad puede ayudar a liberar la ansiedad en sí misma. Hablaremos sobre cómo usar este truco de manera más avanzada posteriormente (en el capítulo 7).

Aquí hay algunos ejemplos de cómo puede sonar esta primera parte; pero por favor no te preocupes mucho por cómo describes cómo te sientes, siempre y cuando sea cierto para ti. ¡Eso es lo que la hace funcionar!

> Ejemplo: *Aunque siento mucha ansiedad y mi corazón está latiendo rápidamente y no importa lo que haga porque no puedo dejar de preocuparme sobre todo…*

> Ejemplo: *Aunque estoy tan enfadado que tengo esta ansiedad que me hace sentir tan enfermo como para darme cuenta de cuánto me estoy perdiendo en la vida…*

Consejo: Intenta incluir un síntoma físico y una sensación emocional en tu declaración de inicio. Considera usar esta declaración para describirle a tu mente y a tu cuerpo el problema que quieres liberar. Dales a tu mente y a tu cuerpo detalles para ayudarles a liberar el problema.

Alternativas para la segunda parte de la declaración de inicio

La primera parte de la declaración de inicio les dice a tu cuerpo y a tu mente lo que no quieres, mientras que la segunda parte de la declaración les dice a tu mente y a tu cuerpo lo que sí quieres. Aunque mi frase favorita para la segunda parte de mi declaración es "de todas maneras puedo estar bien", puedes jugar con otras alternativas y ver qué te acomoda más. Básicamente la idea es asegurarte de seguir la siguiente fórmula con cualquier declaración que crees: dile a tu cuerpo qué debe soltar (primera parte) + dile a tu cuerpo qué quieres (segunda parte).

Aquí hay algunos ejemplos de frases alternativas que puedes usar para la segunda parte de tu declaración de inicio:

- *Me amo y me acepto.* Es la frase más usual que se enseña en la TLE, pero casi nunca la uso. No parece adecuada para las cosas por las que yo suelo hacer golpeteo.
- *Mi cuerpo ya se puede relajar.* Hacer que el cuerpo se relaje siempre tiene un impacto positivo en el sistema nervioso.
- *Elijo liberarlo.* Es una aseveración empoderadora que el cuerpo recibe muy bien.
- *De todas maneras puedo sanar.* Ésta es beneficiosa porque muchos de nosotros sentimos que nuestro reto es algo de lo que nunca nos liberaremos.

Una vez que tengas ambas partes de tu declaración de inicio listas y compuestas por algo que te acomode, podrás ir al siguiente paso.

Paso 3: Utiliza tu declaración de inicio mientras haces golpeteo en el punto de golpe de karate

Para empezar el proceso de TLE di la frase completa que creaste tres veces seguidas y al mismo tiempo haz golpeteo continuo en el punto de golpe de karate. Utiliza tres o cuatro dedos de una mano para dar golpecitos en el punto de golpe de karate de la otra mano. Revisemos un ejemplo antes de que lo intentes.

> Ejemplo: *Aunque constantemente me preocupo por todo y esto hace que mi corazón se acelere tanto que no puedo dormir o comer, de todas maneras puedo estar bien.*

Puedes decir lo mismo tres veces exactamente de la misma manera, o puedes cambiar las palabras para decir esencialmente lo mismo pero de distintas formas. Aquí tienes un ejemplo de cómo puedes decirlo de forma distinta:

Original: *Aunque constantemente me preocupo por todo y eso hace que mi corazón se acelere tanto que no puedo dormir o comer...*

Alternativa: *Aunque me siento así de ansioso y mi corazón está latiendo muy rápido y no importa lo que haga porque no puedo dejar de preocuparme por todo...*

De nuevo, siempre y cuando lo que digas sea una aseveración veraz de cómo te sientes, cualquier forma de expresarlo estará bien.

Puedes dar los golpecitos con los ojos abiertos o cerrados. Yo siempre lo hago con los ojos cerrados porque veo que así me es fácil mantenerme concentrada en cómo me siento y tiendo menos a distraerme con el entorno. Si tu mente se distrae pensando en la lista de la compra o algo similar, no pasa nada, pero intenta concentrarte en lo que estás sintiendo. Es posible que estos sentimientos hayan estado latentes en tu sistema por mucho tiempo, así que es mejor concentrarte temporalmente en ellos para poder liberarlos de una vez por todas.

Intentémoslo ahora. Repite tu declaración de inicio tres veces y date golpecitos en el punto de golpe de karate de forma continua.

Ejemplo: *Aunque constantemente me preocupo por todo y eso hace que mi corazón se acelere tanto que no puedo dormir ni comer, de todas maneras puedo estar bien.*

Estás listo para avanzar y hacer golpeteo en el resto de los puntos.

Paso 4: Da golpecitos en el resto de los puntos y desahógate

Después de hacer golpeteo en el punto de golpe de karate, simplemente hazlo en el resto de los puntos mientras dices más sobre cómo te sientes. Esta parte del proceso es la más divertida. Es cuando les digo a mis clientes: "¡Ahora te puedes desahogar!", eso quiere decir que puedes sacar todos tus pensamientos, sentimientos y quejas. Sea lo que sea que sientas está bien decirlo y hacer golpeteo. Intenta usar una combinación de sensaciones emocionales y físicas en tus descripciones, con lo cual hablarás sobre cómo te sientes emocionalmente y cómo eso te hace sentir físicamente (si es que lo sientes físicamente en tu cuerpo) y también sobre cómo te sientes respecto a la ansiedad. Esto no tiene que hacerse en un orden en particular. De hecho, quizá suene y parezca como un montón de pensamientos y sentimientos al azar. ¡Eso es exactamente lo que debe ser! Conforme hagas golpeteo y te desahogues, di lo que sea que se te venga a la mente. Asegúrate de seguir haciendo golpeteo mientras hablas de todo lo que se te viene a la mente incluso si parece no tener tanto sentido o suena tonto. Tu mente subconsciente normalmente te mandará pensamientos, ideas y conexiones para ayudarte a liberar mientras haces la TLE. No pasa nada si no tienen sentido lógico o si no puedes entender de dónde salen. Los sentimientos y pensamientos no tienen que analizarse ni procesarse de forma que tenga sentido para que puedas resolverlos y liberarlos. Está bien dejar que las cosas surjan y luego simplemente las sueltes.

Es importante recordar que simplemente estás reconociendo la realidad de tus sentimientos para poder neutralizarlos o liberarlos. Decir esto en voz alta no lo empeorará ni creará nuevos sentimientos que no estuvieran ya ahí. Incluso si te pasaras el día entero diciendo: "Me dan miedo los ositos de peluche", nunca acabarías temiéndoles en verdad. Y en caso de que sí les temieras, el golpeteo ayudaría a liberar ese miedo, así que de cualquier forma te funcionaría.

No necesitas usar oraciones completas al hacer golpeteo. Puedes utilizar palabras, frases o descripciones que solamente tengan sentido para ti. Concéntrate en lo que a ti te parezca cierto sobre estos sentimientos. Eso importa mucho más que tocar los puntos de golpeteo exactos, del tiempo que hagas golpeteo o de cualquier otra cosa. Simplemente concéntrate en desahogarte por cómo te sientes. Un ejemplo de golpeteo en el resto de los puntos puede parecerse al siguiente, pero recuerda que debes usar tus propias frases y sentimientos.

Parte superior de la cabeza – *No puedo relajarme.*
Ceja – *Me siento muy ansioso.*
Costado del ojo – *Ni siquiera sé por qué me siento tan ansioso, ¡pero me siento frustrado!*

Debajo del ojo – *Lo siento en mi _____.*
Debajo de la nariz – *Siento como si ______. (Ejemplo: el mundo se estuviera acabando o mi estómago estuviera siempre hecho un nudo.)*
Mentón – *Siento que nunca podré ser normal y eso me da mucho miedo.*
Clavícula – *Me siento helado.*
Debajo del hombro / costado del cuerpo – *¡Argh! (Los ruidos en lugar de palabras también funcionan.)*
Puntos en la punta de los dedos – *¡Simplemente desearía sentirme mejor!*

Ahora sigue haciendo golpeteo en los puntos un par de rondas más, de principio a fin. Habla de cómo te sientes y desahógate con todo lo que se te venga a la mente. Pueden ser las mismas cosas que antes o nuevas que vayan surgiendo. Dilo todo.

Estás listo para llevar tu progreso al siguiente paso.

Paso 5: Percibe cómo te sientes y repítelo

Tómate un descanso, abre los ojos, respira profundamente una o dos veces y percibe cómo te sientes. Esto da a la energía cierto tiempo para procesarse y cambiar. A veces sacudo las manos o tomo un sorbo de agua. Quizá estés bostezando, suspirando, eructando, te sientas exhausto o sientas un cambio distinto de energía. Si no es así, no pasa nada. Pero mucha gente sí siente el cambio.

Ahora cierra los ojos y vuelve a percibir cómo te sientes. Califica la intensidad del sentimiento en una escala del uno al diez otra vez. ¿Se redujo la sensación física o el nivel emocional? ¿Mejoró? Si no, no pasa nada. A veces la gente siente un cambio después de pocas rondas, así que me gustaría que tú te midieras. Yo soy el peor cliente, pues suelo necesitar de varias rondas de golpeteo y desahogo para sentir un cambio, y después puedo tardar horas o unos cuantos días en procesar toda la energía y sacarla de mi sistema para realmente empezar a sentirme mejor.

En cualquier caso, la idea es repetir todo el proceso desde el principio, sea con las mismas palabras u otras distintas, lo que sientas natural. Asegúrate de no usar tu cerebro para censurar este proceso de desahogo, porque si no, eso evitará que realmente liberes lo que hay.

Incluso si sientes que aumenta la intensidad después de las primeras rondas, no te preocupes. Te sorprenderá saber que cualquier tipo de cambio es una señal muy positiva de que la energía desequilibrada se está movilizando y liberando. Las personas a veces sienten la aparición de una emoción o síntoma al hacer golpeteo. De nuevo, esto se debe sencillamente a que estamos atrayendo las cosas que han estado enterradas. A veces las removemos como parte del proceso de liberación. Recuerda que debido a que estaban enterradas, quizá no has estado sintiendo los sentimientos reales sino hasta ahora. Simplemente están surgiendo hacia la superficie para que puedas liberarlos. ¡Bravo! Es exactamente lo que queremos.

Haz varias rondas más, respira entre ellas y analiza si la energía está cambiando. Suelo dar golpecitos en diferentes cantidades, desde cinco hasta cuarenta y cinco veces, para que te des una idea de cuántas veces uso la TLE en cada ocasión. Pero todo depende de cómo te sientes. Si empiezas a sentir una gran mejora, no necesitas hacer los golpecitos por tanto tiempo. Ésta es una herramienta que debes integrar a tu vida para poder hacer el cambio entre ignorar tus sentimientos y ayudar a que salgan de tu cuerpo. Si necesitas ayuda al incorporar la TLE a tu vida, recuerda que tienes los guiones de golpeteo en el apéndice para poder guiarte.

Ahora va la pregunta del millón: ¿Cómo sabes si te sientes mejor? A veces el cambio no es obvio de forma inmediata, en especial si estás acostumbrado a no sentir cambio alguno. ¿Sientes que empiezas a calmarte o te sientes incluso ligeramente mejor o más esperanzado sobre tu situación? A veces, al liberar, se manifiesta una mejora al sentir la emoción con menos intensidad en el cuerpo, sentirte más optimista, de repente ver las cosas de una forma en que no lo habías hecho antes, o desconectarte más del sentimiento intenso con el que empezaste. Si cambiaste en alguna dirección o te sientes mejor desde tus primeras rondas, sigue haciendo golpeteo y desahogándote. Eso es todo lo que necesitas hacer.

Paso 6: Cierra tu sesión de TLE

Cuando te sientas mejor o necesites cerrar tu tiempo de golpeteo, es bueno cerrar con un golpeteo positivo. No hagas esto sino hasta el final de cada sesión. Hacer golpeteo y decir cosas positivas todo el día no te ayudará a liberar las emociones que causan tu ansiedad. De vez en cuando hay personas que me dicen que el golpeteo no les funcionó. Cuando investigo más, descubro que solamente han dicho aseveraciones positivas. A estas alturas ya todos sabemos que intentar obligarnos a ser positivos no funciona para curar la ansiedad. El golpeteo hecho con puras aseveraciones positivas tampoco funciona, ya que es contrario al propósito de la TLE. Utilizar aseveraciones positivas es simplemente una manera agradable de acabar tu sesión.

Para cerrar de forma positiva, basta con hacer una última ronda de golpeteo mientras te concentras en frases positivas o relajantes. Puede ser algo como esto:

Parte superior de la cabeza – *Estoy bien.*
Ceja – *Puedo superar esto.*
Costado del ojo – *Quiero sentirme mejor.*
Debajo del ojo – *Me siento más calmado ahora.*
Debajo de la nariz – *¡Soy genial!*
Mentón – *Estoy bien.*
Clavícula – *Estoy bien.*
Debajo del brazo / costado del cuerpo – *Creo que ya puedo relajarme.*
Punta de los dedos – *Estoy bien.*

¡Eso es todo! Puedes decir lo que sea que te calme. Normalmente combino las frases, pero está bien repetir la misma frase positiva, tal como "estoy bien", una y otra vez. No hay reglas establecidas.

Técnicas adicionales de golpeteo para ayudarte a manejar tus sentimientos

Aquí tienes unas ideas adicionales para que puedas usar diversos métodos de golpeteo. Todos se pueden utilizar además de la TLE o como sustituto.

Utiliza la TLE de forma inconsciente o en público

Si estás en un lugar en el que no puedas darte golpecitos libremente, simplemente pon la mano en un lugar no visible (como debajo de la mesa de un restaurante) y utiliza solamente los puntos de golpe de karate y de la punta de los dedos para hacer la TLE. En este tipo de situación ni siquiera necesitas tener una declaración inicial ni frases específicas, simplemente da los golpecitos.

Utiliza golpeteo subconsciente

Es el truco favorito que creé para usar TLE. A veces no lograba identificar cómo me sentía o qué me estaba causando ansiedad. Si te identificas con esto, deberías probar esta estrategia divertida. Yo la uso cuando me siento perdida y no estoy segura de lo que quiero decir o dónde quiero iniciar. Pedirle a la mente subconsciente que te ayude es una buena manera de liberar energía desagradable, incluso si no sabes exactamente qué necesitas liberar. Recuerda, la mente subconsciente sabe todo, ¡lo cual da miedo pero a la vez es increíble!

Para empezar, utiliza esta declaración de base: "Aunque no tengo idea de por qué tengo ansiedad, le doy a mi subconsciente permiso de liberarlo".

Mientras haces golpeteo en el resto de los puntos, concéntrate en la ansiedad mientras te desahogas. (Incluye emociones o pensamientos que tengas al respecto como lo harías normalmente.) Cada vez que trabajes en unos cuantos puntos de golpeteo, añade esta frase: No sé qué me pone ansioso, pero mi subconsciente sí lo sabe.

Simplemente sigue dando golpecitos. Esto hará que tu subconsciente jale la información que requiera liberar, incluso si no sabes qué es.

Añade este poderoso punto adicional de TLE

Más o menos a la mitad de la parte superior de la mano, entre el dedo meñique y los anulares, hay un punto que corresponde con el meridiano de triple calentador. Como sabes, este meridiano gobierna la respuesta de pelear, huir o quedarse helado. Este punto suele definirse como punto *gamut* en la TLE, pero también lo reconocerás como el punto de pánico del capítulo 4. Como se localiza justo en la línea del meridiano de triple calentador, lo usamos como herramienta para neutralizar el pánico y el miedo.

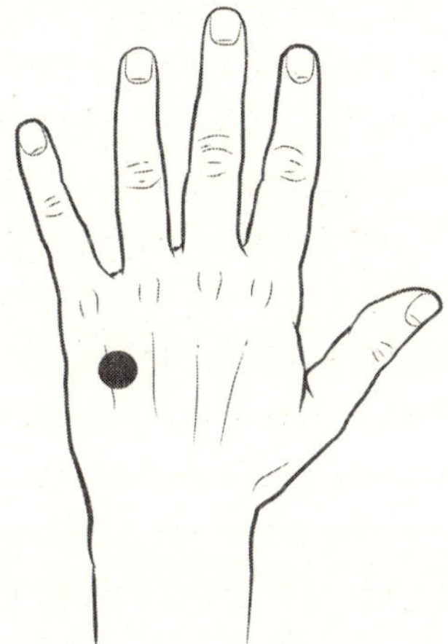

Punto de pánico (punto *gamut*)

Añadir este punto a tu proceso de TLE, junto con una rutina aparentemente boba de movimientos de ojos, de cabeza y tararear, ayudará a controlar los hemisferios derecho e izquierdo del cerebro. Este proceso ha demostrado ser muy útil en el proceso de liberación de viejos sentimientos y traumas. Es un poco confuso aprenderlo cuando apenas estás descubriendo lo básico, razón por la cual no lo introduje antes. Pero quiero que añadas este punto y ver si te ayuda a sentirte mejor más pronto. ¡Suele ayudar! Este punto se trabaja después del último punto de golpeteo de la punta de los dedos (el del dedo meñique) y antes de regresar al punto de golpe de karate. No lo uso siempre sino que lo añado de forma intuitiva, ¡o simplemente cuando recuerdo hacerlo! Cuando llegues al punto *gamut* en tu rutina de golpeteo, haz lo siguiente mientras continúas dando golpecitos.

Cierra los ojos, abre los ojos, mueve los ojos hacia abajo y a la derecha (sin mover la cabeza), mueve los ojos hacia abajo y hacia la izquierda (de nuevo sin mover la cabeza), dales vuelta a los ojos en círculo grande frente a ti, luego en dirección opuesta, tararea unos segundos de una canción (¡cualquiera servirá!), cuenta hasta cinco rápidamente (uno, dos, tres, cuatro, cinco) y luego tararea unos segundos más.

De nuevo, pasa al punto de golpe de karate y sigue haciendo golpeteo normal a partir de ese punto.

Puede parecerte mucho ahora, pero te sorprenderá cuán rápido lo memorizas después de unas cuantas veces.

Utiliza el golpeteo de chakras

Una vez que le pillé el truco a la TLE, realmente me encantó. También hice un descubrimiento para mi propia sanación al usarlo. Jugué con diferentes ideas sobre cómo usar golpeteo y descubrí que si daba golpecitos en los puntos que correspondían a los chakras en lugar de los meridianos (que se usan en la TLE), ¡las cosas cambiaban más rápido o de forma distinta! Fue entonces que cambié la TLE y creé un proceso que llamo golpeteo de chakras. Para el golpeteo de chakras utilizo exactamente el mismo formato que en la TLE, pero en lugar de usar puntos de TLE uso puntos de golpeteo de chakras.

Como dijimos en el capítulo 1, los chakras son centros de energía circundante en el cuerpo. Hay siete chakras principales a lo largo del cuerpo. Los chakras guardan viejas historias en el cuerpo. Las energías de estas historias están directamente atadas a la programación y condicionamiento de la infancia. Cada chakra gobierna un área distinta del cuerpo físico. Los desequilibrios energéticos en los chakras suelen aparecer como síntomas en el área física relacionada. Es por eso que el golpeteo en los puntos que corresponden con cada chakra puede ser muy beneficioso. La TLE y el golpeteo de chakras pueden usarse de forma indistinta. Si no consigues un cambio suficiente de una serie de puntos, ¡cambia al otro!

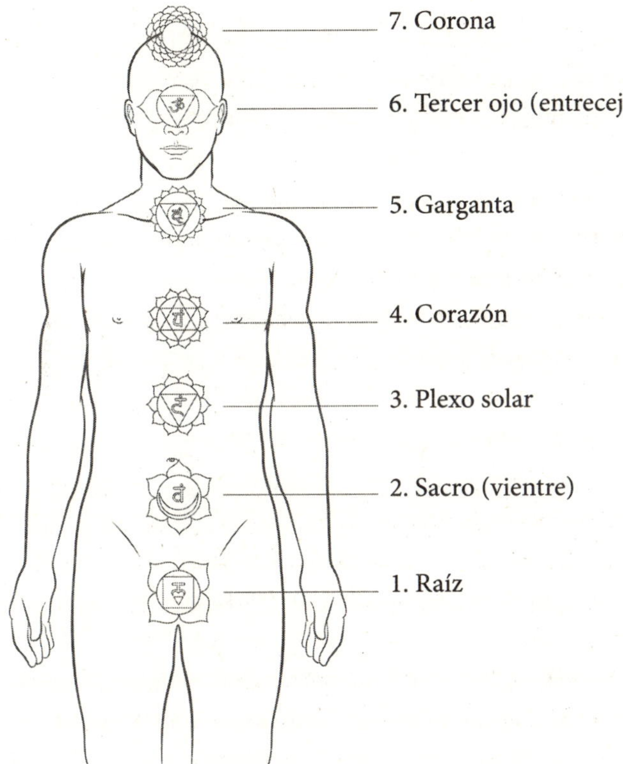

Los siete chakras principales

Punto de golpeteo de chakra corona (séptimo) – parte superior de la cabeza.

Punto de golpeteo de chakra tercer ojo o entrecejo (sexto) – entre las cejas.

Punto de golpeteo de chakra garganta (quinto) – frente de la garganta.

Punto de golpeteo de chakra corazón (cuarto) – al centro del pecho.

Punto de golpeteo de chakra plexo solar (tercero) – justo debajo del esternón, en el plexo solar.

Punto de golpeteo de chakra sacro (segundo) – justo debajo del ombligo.

Punto de golpeteo de chakra raíz (primero) – parte superior de los muslos (dales golpecitos como si estuvieras llamando a tu perrito para que se subiera a tu regazo).

Para usar el golpeteo de chakras seguirás el mismo proceso que el de la TLE, pero después del punto de golpe de karate deberás empezar a rotar por los puntos de chakra —empezando por el chakra corona, y bajando hasta llegar al chakra raíz y luego al punto de golpe de karate—.

Utiliza atajos de golpeteo

El golpeteo es tan fácil que debes poder usarlo rápidamente y sin preparación, pero comprendo que sentirte ansioso puede hacer que todo te parezca muy abrumador. Por eso, aquí tienes unos atajos que puedes usar incluso si ves que te sientes demasiado ansioso como para hacer la rutina de golpeteo completa.

- **Utiliza solamente el punto de la clavícula:** Da golpecitos únicamente en el punto de la clavícula, el cual se relaciona con el meridiano de los riñones (asociado principalmente con la emoción de miedo). Este punto es muy poderoso en sí mismo, y en un dos por tres puede brindarte alivio sin tener que hacer todo el proceso de TLE. Puedes hacerlo desde unas veces hasta a lo largo de varios minutos.
- **Libera el chakra plexo solar:** Hacer golpeteo únicamente en el punto del chakra plexo solar es ideal para la ansiedad, en especial porque este chakra se relaciona con sentirte impotente o inseguro. Liberar los desequilibrios en esta área puede ayudarte a sentirte más empoderado y seguro. Haz golpeteo de plexo solar durante unos minutos seguidos.
- **Sáltate la declaración de inicio:** Saltarte la declaración de inicio no representa problemas si lo haces de vez en cuando, en especial si eso hace que no hagas TLE cuando te sientes muy ansioso.
- **Da los golpecitos sin hablar:** Si te sientes muy molesto, está bien hacer golpeteo en los puntos sin decir nada. Hablar, o desahogarte, es la parte del proceso que ayuda a sacar emociones reprimidas. No obstante, si ya estás llorando o estás muy molesto por algo en particular, ¡lo más probable es que esas emociones ya están en la superficie! No necesitas hablar en voz alta y decir: "Estoy muy molesto, no puedo dejar de llorar". Es suficiente con que dejes de sentirte mal y des golpecitos en todos los puntos hasta que te sientas mejor.

- **Golpeteo del timo:** Aunque el golpeteo en la glándula timo (como aprendiste a hacerlo en el capítulo 1) no es parte de la TLE, suelo usarlo como atajo para lidiar con mis sentimientos. ¡Estoy segura de que ahora ya sabes que soy fanática de todo tipo de golpeteo para liberar energía bloqueada! De la misma forma en que puedes usar el punto de golpe de karate o el punto de clavícula, puedes dar golpecitos en la glándula timo para ayudar a calmar tus emociones.
- **Trabaja con sentimientos de ansiedad:** Recuerda: concéntrate en cómo te sientes respecto a la ansiedad mientras usas la TLE o el golpeteo de chakras; es una forma increíble de empezar a liberarla. Incluso si no abordas la ansiedad en sí misma, sino toda tu frustración, tristeza e impotencia relacionada con ella, harás un gran proceso para sentirte mejor.

Cuanto más practiques el golpeteo, encontrarás más formas de usarlo. La regla general que quisiera que siguieras es la que yo les doy a mis clientes y a la que me refería antes. Si te sientes mal, ¡usa el golpeteo! Hacerlo incluso durante unos minutos seguidos te hará sentir mucho mejor más pronto que si simplemente te sientas ahí sintiéndote miserable. Recuerda que también puedes usar los guiones de golpeteo en el apéndice para guiarte.

Has conseguido exitosamente las herramientas que requieres para manejar los sentimientos con los que has estado luchando día con día. Esto es increíble porque ahora ya no tendrás que ignorarlos o reprimirlos. ¡Yupi!

Aunque usar la TLE y el golpeteo de chakras de la forma en la que te acabo de enseñar puede ser un primer paso muy útil, estás listo para ir a la raíz de la ansiedad, identificar qué la causó en un inicio y liberarla de tu cuerpo para siempre. Tendrás que visitar tu pasado y profundizar en él un poco más a lo largo del siguiente capítulo.

Resumen

Aprender a manejar nuestros sentimientos es una parte esencial de la sanación de la ansiedad y para evitar que vuelva. No manejar nuestros sentimientos es lo que nos hizo llegar a este punto. Es por eso que queremos deshacer ese viejo patrón. Manejar nuestros sentimientos en el momento presente es algo muy fácil: necesitamos permitirnos sentir las emociones que surgen mientras usamos herramientas que ayuden a sacarlas.

La TLE y el golpeteo de chakras son buenas técnicas para ayudar a sacar energía emocional del sistema. Son efectivas y fáciles de usar. Solamente necesitas hablar sobre tus sentimientos (¡desahogarte!) y dar golpecitos en diversos puntos a la vez. Dar golpecitos y hablar, eso es todo. Practica estas técnicas cuando sientas emociones difíciles y estarás listo para empezar tu sanación emocional.

Sección III

* * * * * * * * * * * * * * *

Aborda la raíz de la ansiedad

Capítulo 6

Libera las emociones contenidas

Ya aprendiste varias maneras buenísimas de usar el golpeteo para manejar tus sentimientos conforme surjan. Eso servirá mucho para ayudarte a sentirte mejor ahora y prevenir la ansiedad en el futuro. Pero yo considero que la raíz de la ansiedad es la energía emocional que está bloqueada en el cuerpo debido a que se reprime, normalmente por un periodo de muchos años. Es por eso que, además de lidiar con nuestros sentimientos actuales, necesitamos liberar emociones bloqueadas del pasado que hemos estado arrastrando. De otra forma, esas emociones se quedarán asentadas en el cuerpo y podrían sentirse permanentemente en forma de ansiedad.

En este capítulo aprenderemos exactamente cómo las emociones viejas (que nunca hemos trabajado) pueden atorarse en el cuerpo mucho tiempo después de que las experimentáramos, cómo afectan a nuestro bienestar y cómo liberarlas para relajarnos y sanar. Aprenderás a hacerlo utilizando un método avanzado de la TLE y conocerás una nueva técnica llamada test y golpeteo del timo.

Si sigues un patrón de guardar emociones, ésta puede ser la primera vez que hayas experimentado lo que es no tener la carga de todas esas emociones adicionales del pasado bloqueadas en tu cuerpo. ¡Estás en vías de algo increíble!

Comprender el trauma

Muchas personas entienden que el trauma puede generar dificultades emocionales (y físicas) duraderas. Se suele considerar un trauma como abuso, abandono, un accidente o una catástrofe, pero un trauma es en esencia cualquier experiencia que te haya afectado profundamente, sin importar lo grande o pequeña que parezca. Esto quiere decir que cualquier cosa, desde la muerte de un familiar hasta algo doloroso que te dijo un amigo en el patio de la primaria, puede considerarse un trauma. Recuerda que lo que aprendiste sobre la TLE en el capítulo 5 es que no se trata necesariamente de lo que te pasó, sino de cómo reaccionó el sistema de energía de tu cuerpo a una experiencia que generó el resultado final. Eso quiere decir que cualquier cosa puede ser traumatizante incluso si normalmente no la consideramos traumática. Es por eso que muchas personas vienen a verme por ansiedad y dicen: "¡No entiendo por qué la tengo! No he pasado por nada tan malo". O bien: "He hablado sobre todos mis recuerdos y sentimientos en terapia desde hace años y no me ha ayudado lo suficiente". Abordar el sistema de energía en conjunto con recuerdos y emociones traumatizantes puede hacer toda la diferencia en sanar exitosamente.

Es muy importante comprender este concepto de experiencias traumatizantes porque muchas personas cometen el error de ignorar su pasado debido a que creen que "otros han tenido experiencias peores que ellos" o que "no han tenido suficiente trauma como para tener tal ansiedad". Pero a veces las experiencias de vida que se nos quedan son las que no parecieron ser tan grandes en comparación con lo que normalmente consideramos traumatizante.

Cuando nos sucede algo muy difícil y evidentemente traumatizante, por lo general buscamos ayuda, hablamos con nuestros amigos al respecto, y más. Pero cuando parece ser algo pequeño o insignificante, lo eliminamos como si no fuera la gran cosa y no reconocemos ni admitimos cuánto nos impactó.

Cuando tenemos una reacción negativa frente a una experiencia y no procesamos y liberamos las emociones que estamos sintiendo, se pueden quedar alojadas en el cuerpo. Esto puede suceder tanto si una experiencia fue grande y traumatizante como si pareció ser algo simple. De cualquier forma, acabamos con el mismo resultado: un montón de energía emocional bloqueada en un lugar en el que no debería estar: nosotros.

Durante nuestro trabajo con la energía emocional a lo largo de este libro, acordemos no considerar nada como "demasiado pequeño" como para trabajarlo. Cualquier emoción que esté bloqueada en el cuerpo y que tenga un impacto negativo en nuestra vida necesita ser liberada.

Detonantes emocionales

Es posible que tengas un sentimiento específico asociado con el recuerdo de cada acontecimiento o experiencia en tu vida (o quizá sean varios sentimientos). Piensa en una experiencia positiva de tu vida. ¿Lo sientes en tu cuerpo? ¿Estás relajado, feliz o contento? Ahora piensa en una experiencia difícil. ¿Te sientes tenso o ansioso o incluso tienes algunos síntomas físicos negativos? Esos diversos sentimientos probablemente están alineados con lo que sea que haya sucedido en ese momento. Es agradable conservar y recordar esas memorias positivas del pasado, pero las emociones en torno a algo estresante o molesto que se guardan en el cuerpo solamente crean detonantes de ansiedad. Un detonante se presenta cuando nuestra situación actual nos recuerda una experiencia pasada y activa emociones viejas guardadas en el cuerpo. Esto reactiva los sentimientos negativos del pasado.

La neurocientífica Candace Pert escribió esto en su revelador libro *Molecules of Emotion*: "La memoria emocional está guardada en muchos lugares en el cuerpo, no solamente ni primordialmente en el cerebro [...] creo que las emociones no expresadas están literalmente guardadas en el cuerpo. Las verdaderas emociones reales que necesitan expresarse están en el cuerpo, intentando salir y expresarse y por lo tanto se necesitan integrar, completar y sanar".[1] Dicho de manera simple, las emociones no expresadas de experiencias se pueden bloquear en el cuerpo a nivel de la memoria celular.

La explicación más sencilla para esto es que si no reconoces y sientes tus emociones por completo, se pueden albergar o bloquear en tu cuerpo. Las emociones que están guardadas en vez de reconocerse y permitirse pueden detonarte continuamente hasta que las liberes.

---

1 Doctora Candace B. Pert, *Molecules of Emotion* (Nueva York: Simon & Schuster, 1999), http://candacepert.com/where-do-you-store-your-emotions/.

El gran reto que puedes haber tenido hasta ahora es que, como la mayoría de mis clientes, no sabes qué diablos está detonando la ansiedad. En otras palabras, no tienes idea de qué emociones están bloqueadas en tu cuerpo, qué experiencias dieron origen a esas emociones, o por qué o cuándo se activan. Pero no te preocupes, vamos a resolver el problema por completo en este capítulo. También hablaremos de cómo evitar que las emociones se queden bloqueadas a futuro.

Es importante que sepas que todos tienen emociones bloqueadas en su cuerpo, y muchas. Pero eso es completamente normal y no todas te afectan de manera negativa. Ahora aprenderemos una técnica que creé para ayudarte a identificar qué emociones debes liberar incluso si no tienes idea de cómo llegaron ahí.

Apuesto a que te sientes menos ansioso con el simple hecho de saber eso, ¿verdad?

Utiliza el test y golpeteo del timo para liberar emociones bloqueadas

Al utilizar una técnica llamada test y golpeteo del timo vas a liberar emociones individuales albergadas en tu cuerpo. Estas emociones pueden haberse quedado bloqueadas en tu cuerpo a lo largo de cualquier punto de tu vida y quizá no se relacionen entre sí. Pueden estar guardadas en cualquier parte de tu cuerpo, se pueden quedar bloqueadas junto con otras emociones, y se puede acceder a ellas o liberarse de forma individual incluso sin tener conocimiento ni información sobre ellas.

El test y golpeteo del timo utiliza la poderosa glándula timo —la glándula más importante del sistema inmunitario del cuerpo— para liberar energía emocional bloqueada en el cuerpo. La glándula timo está ubicada cerca del corazón en el centro de energía emocional del cuerpo (ve la ilustración en la página 44) y suele definirse como el "protector del corazón". Es la primera cosa en el cuerpo que se ve energéticamente afectada por las emociones. Desde una perspectiva energética, la glándula timo regula el flujo de energía por todo el cuerpo. Esta glándula se afecta principalmente por sentimientos de inseguridad, falta de protección o por ser atacado por la vida o por otros. Tiene sentido por qué desempeña un papel tan importante en la sanación de la ansiedad, ¿no es así?

La glándula timo es la estrella de esta técnica porque está conectada con el resto del sistema de energía del cuerpo y es muy poderosa. Al hacer golpeteo en la glándula timo se puede liberar casi cualquier bloqueo o desequilibrio en el sistema.

Aunque hay muchas técnicas que nos pueden ayudar a liberar emociones, el test y golpeteo del timo nos permite procesar y liberar emociones individuales a la vez que reequilibra nuestro sistema inmune, sistema nervioso y campo de energía del corazón.

Para ayudarte a liberar emociones bloqueadas utilizarás un proceso sencillo de dos partes. Primero, necesitarás identificar las emociones que están bloqueadas en tu cuerpo. Luego usarás un procedimiento sencillo de golpeteo de timo para liberarlas.

Hablemos de la primera cosa que seguro te estás preguntando: ¿Cómo diablos voy a saber qué emociones específicas están bloqueadas en mi cuerpo? No te preocupes, yo te ayudo. Utilizando una lista de emociones sin procesar que creé (ve la página 125), te voy a enseñar cómo identificar qué emociones necesitas liberar utilizando unos cuantos métodos distintos. Puedes elegir el método que mejor te funcione. Solamente necesitas usar uno de ellos.

Hice esta lista basándome en mi análisis de emociones comunes que suelen quedarse en el cuerpo mucho tiempo después de que pasa una experiencia. Dejé unos espacios libres en la lista para que si ves que hay emociones con las que resuenes pero que yo no haya incluido, las puedas añadir tú mismo.

El proceso que estás por aprender incluye identificar una emoción y luego liberarla, identificar otra y liberarla, y así en adelante. Continuarás con este proceso de dos partes a lo largo de toda tu sesión de liberación.

Quiero advertirte que no es un proceso que se haga una sola vez, debido a que todos tenemos cientos o más emociones bloqueadas en el cuerpo. Esto es totalmente normal y no debes preocuparte si sientes que tienes más emociones bloqueadas que años vividos. Yo nunca he hecho un registro, pero apuesto a que he hecho cientos de sesiones para mí utilizando esta técnica. ¡Lo bueno es que probablemente te emocionará hacerlas, ya que este proceso es muy fácil y divertido!

Liberar incluso un par de emociones puede marcar la diferencia en cómo te sientes, así que piensa que es una maratón, no un *sprint*. Con sólo una emoción que sueltes puedes liberar un montón de ansiedad, así que no subestimes el poder de cada liberación.

Técnica de test y golpeteo del timo

Hagamos esto juntos, paso a paso.

Paso 1: Identifica las emociones bloqueadas (una cada vez)

Empezarás usando una lista de emociones no procesadas que elaboré (ve el siguiente cuadro) junto con una de las técnicas que te describiré a continuación, para identificar qué sentimientos están bloqueados en tu cuerpo. Recuerda, identificarás y liberarás una emoción a la vez.

Opción A: Identifica una emoción utilizando el test muscular: La primera y mejor manera de identificar emociones viejas es usar tu superpoder de test muscular. Recuerda, tu mente subconsciente es como una grabadora. Sabe exactamente qué viejos sentimientos pueden estar conectados con la experiencia no procesada con la que estás trabajando. Comúnmente, varios practicantes utilizan el test muscular como una forma de identificar desequilibrios en el cuerpo. Los médicos homeópatas y naturópatas suelen usar listas de diversas bacterias y virus junto con el test muscular para detectar qué microbios están afectando a sus pacientes. Los nutriólogos integrativos suelen usar listas de frecuencia alimenticia o viales junto con el test muscular para descubrir a qué son alérgicos sus clientes. Para la técnica test y golpeteo del timo utilizarás la misma idea/método y te enfocarás en una lista de emociones para descubrir cuáles están bloqueadas en tu cuerpo.

Para probar muscularmente qué emociones están bloqueadas en tu cuerpo puedes usar el test de pie o el test de aro en O, que aprendiste en el capítulo 3. Pregunta a tu cuerpo en voz alta o en tu mente: *¿puedo liberar una emoción en esta lista que esté contribuyendo con la ansiedad?* Puedes alternar las palabras en esta pregunta para decir lo que te resulte más cómodo. No tiene que decirse exactamente como yo lo sugiero. A veces pregunto: *¿Hay una emoción bloqueada que está provocando ansiedad y que mi cuerpo quiere liberar?*

Emociones no procesadas para el test y golpeteo del timo

Sección 1	*Sección 2*
Abandonado	A la defensiva
Atacado	Fracaso
Regañado	Frustrado
Traicionado	Pesado
Criticado	Impotente
Temeroso	Desesperanzado
Agraviado	Impaciente
Odiado	Inseguro
Intimidado	Fuera de control
Juzgado	En pánico
Inseguro	Sin poder
Inútil	El *shock*

Sección 3	*Sección 4*
Enojado	Solo
Culpado	Acosado
En conflicto	Desesperado
Confundido	Desilusionado
Devastado	Ignorado
Asqueado	Excluido
Culpable	Solitario
Dolido	Abrumado
Indeciso	Arrepentido
Nervioso	Avergonzado
Resentido	No merecedor
Inseguro	No apoyado
Preocupado	

Nota: Es completamente normal que una misma emoción salga múltiples veces. La razón de esto es porque puedes tener una emoción bloqueada en el cuerpo que viene de diferentes ocasiones en tu vida. Por ejemplo, es posible que haya tristeza bloqueada en tu cuerpo de cuando murió tu hámster cuando tenías diez años. También es posible que la tengas de cuando cortaste con una pareja a los veinticinco años. Además, todos tendemos a tener ciertos sentimientos y, por lo tanto, es más probable que ésos se nos queden bloqueados más que otros. Por ejemplo, cuando peleas con un ser querido, quizá tiendas a sentir tristeza más que enfado, mientras que hay personas que pueden ir directo al enfado.

Lo más probable es que tu cuerpo te dé un sí para liberar emociones que contribuyen con la ansiedad. Si recibes un no, puede darse el caso extraño en que no sea el momento adecuado para trabajar en ti. Quizá tengas prisa o estés deshidratado o simplemente necesites estar en un lugar mejor. Puedes volver a intentarlo unas horas después o al día siguiente.

Recuerda, para el test de pie, una inclinación hacia el frente significa un sí de tu cuerpo, y una inclinación hacia atrás significa no. Para el test de aro en O, sí es cuando tu "O" se mantiene firme y sellada, mientras que no es cuando se separa relativamente fácil.

Si recibes un sí a tu primera pregunta, entonces pregunta: ¿Está [la emoción bloqueada] en la sección 1? Si recibes un no, sabrás que la emoción bloqueada está en alguna de las otras secciones de la lista, así que puedes preguntar lo mismo para cada sección hasta que recibas un sí. Luego lee cada emoción en la sección que hayas identificado, de una en una, preguntando a tu cuerpo: ¿Es ____? Hazlo hasta recibir un sí. Si quieres probar un atajo, ve el cuadro e identifica qué te llama la atención. Luego haz un test muscular para esas emociones en particular, primero para ver si son las que está buscando tu cuerpo.

Opción B: Identifica una emoción recorriendo la lista con tu dedo: Otra buena forma de identificar emociones que tu cuerpo quiere liberar es utilizando un proceso en el que dejas que tu cuerpo te guíe de forma intuitiva. Considero que es un tipo de test muscular, pero de manera un poco más relajada. Cierra los ojos y desliza lentamente tu dedo índice sobre la lista de emociones no procesadas. Si lo haces muy, muy ligeramente, quizá sientas que tu dedo se "pega" o desacelera un poco sobre la emoción con la que resuena tu cuerpo y quiere liberar ahora. Quizá también tengas la sensación de querer detenerte. Es porque tu cuerpo está detectando las emociones adecuadas por ti. Puede parecer una forma muy descuidada de elegir emociones, ¡pero he visto que es bastante acertada!

Hagamos una pausa aquí mientras identificas tu primera emoción bloqueada utilizando la opción A o la opción B.

Nota: Aunque la ansiedad aparece en casi todas las listas de emociones que he visto, no aparece en la mía. A estas alturas comprendes que la ansiedad no es una emoción sino el resultado final de lo que sucede cuando no nos permitimos sentir y expresar nuestras emociones.

Paso 2: Descubre más sobre la emoción (opcional)

En algunos casos, es útil para el proceso de liberación del cuerpo saber más información sobre la emoción que acabas de identificar, como por ejemplo, la edad y el acontecimiento que generaron esa emoción bloqueada. No será necesario que aprendas más sobre la mayoría de las emociones que identifiques, pero vale la pena tomarte el tiempo para las que tu cuerpo quiera trabajar con mayor profundidad. La única manera de saber a ciencia cierta cuáles son las emociones sobre las que debes tener más información es preguntarle al cuerpo por medio del test muscular. La importancia de saber más sobre ciertas emociones recae en que el cuerpo quiera que por fin reconozcas y honres la emoción para que puedas sentirla y liberarla, como debiste haber hecho originalmente.

La razón por la que lo considero un paso opcional es que me gusta hacer que todo sea lo más sencillo posible cuando enseño una técnica. No obstante, si estás dispuesto, te recomiendo intentarlo. Este paso adicional, que da a tu cuerpo la oportunidad de ayudarte a comprender el origen de una emoción, puede ayudarte a procesar a nivel más profundo, lo cual resulta en una mejora más grande y rápida. De nuevo, estamos dando a tu cuerpo la oportunidad de decir si le conviene saber más, pero no aplica en todas las emociones. Simplemente utiliza el test muscular para preguntar a tu cuerpo: *¿Sería beneficioso saber más sobre esta emoción?* Si recibes un sí, quizá quieras descubrir a qué edad se quedó bloqueada la emoción. Pregunta por medio del test muscular: *¿Esta emoción se quedó bloqueada a partir de un acontecimiento entre los cero y los veinte años?* Si recibes un sí, reduce la brecha hasta obtener una edad en específico. Si recibes un no, pregunta si la emoción se quedó bloqueada entre los veinte y los cuarenta, y así en adelante.

Una vez que encuentres la edad, puedes preguntar de nuevo: *¿Sería beneficioso saber más sobre esta emoción?* Si recibes un sí, tendrás que adivinar un poco —a menos que recuerdes algo representativo de esa edad, como una ruptura de una relación, una mudanza, un problema de salud, etcétera. Intenta pensar en términos de qué estabas haciendo en esa época de tu vida y ve si eso ayuda a detonar algo. Recuerda, no estás buscando necesariamente una experiencia traumática en específico. Si se te ocurre algo, pregunta a tu cuerpo para que te confirme. Por ejemplo: *¿Esta emoción está bloqueada desde ____ (inserta el acontecimiento que recuerdas)?*

Si recibes un sí, puedes detenerte e ir al paso 3, en donde liberarás la emoción. Si recibes un no, sigue adivinando. También puedes preguntar por una persona o lugar en específico. Aquí tienes unos ejemplos: ¿La emoción bloqueada se relaciona con mi madre? ¿Hay una emoción bloqueada relacionada con la época en que viví en ese apartamento lleno de moho? ¿La emoción bloqueada se relaciona con el colegio?

Paso 3: Libera la emoción

Ahora estás listo para hacer golpeteo de timo para liberar esta emoción de tu cuerpo. Para liberar la emoción, simplemente da siete golpecitos firmes en la glándula timo utilizando la punta de los dedos de una mano. Al hacerlo, sólo sostén la intención de liberar o trabajar la emoción por medio del golpeteo para que salga de tu sistema y asegúrate de respirar.

Si has utilizado otras técnicas y enfoques quizá estés acostumbrado a analizar tus emociones del pasado. Los seres humanos suelen desear entender más antes de poder soltar algo. No obstante, a menos que tu cuerpo te haya pedido específicamente saber más (en el paso 2), simplemente puedes soltar la emoción. De manera personal, yo sólo hago golpeteo, libero, ¡y sigo adelante! Pero tengo clientes que tienen ciertos rituales que hacen al liberar. Algunas personas gustan de decir algo al hacer el golpeteo. Si lo deseas, puedes repetir la palabra liberando o soltando mientras das los golpecitos. Tengo clientes que hacen respiraciones profundas de yoga, tararean, repiten la palabra "gracias", u otras cosas mientras dan los golpecitos. Pero, de nuevo, yo soy el tipo de persona a la que le gusta hacer golpeteo y acabar, así que haz lo que te sea más natural.

Paso 4: Repite el proceso

Después de liberar cada emoción, simplemente regresa al paso 1 y vuelve a empezar.

Liberar emociones bloqueadas no es algo que se haga de un tirón en una única ocasión, en una hora, un día, ni siquiera una semana. Es algo que haces poco a poco. Después de liberar cada cinco o diez emociones, tómate un descanso.

Puedes usar tu intuición para saber cuándo detenerte y esperar hasta la siguiente sesión para hacer más, o puedes preguntar vía test muscular: Es conveniente que siga con el test y golpeteo del timo? Recibirás un no de tu cuerpo con el test muscular cuando sea momento de detenerte. La mayoría de las personas puede liberar de diez a treinta emociones a la vez, pero si realmente te sientes cansado o no quieres seguir por cualquier motivo, es mejor desacelerar o esperar uno o dos días.

Paso 5: Instala emociones positivas

Así como usamos el test y golpeteo del timo para liberar emociones no deseadas, podemos usarlo para instalar emociones positivas. Instalar emociones positivas es equivalente a hacer una ronda de golpeteo positivo cuando estamos cerrando una sesión de la TLE (del capítulo 5). La práctica de instalar emociones positivas fortalecerá el trabajo que haces dando a tu cuerpo emociones positivas que quieres poner en el lugar de las que acabas de liberar. Instalar energía positiva es una buena forma de completar el proceso de sanación del cuerpo. Utilizando la lista de emociones positivas que aquí te muestro, las identificarás e instalarás de una en una. Siéntete libre de añadir emociones positivas adicionales a la lista.

Sección 1	*Sección 2*
Capaz	Reconfortado
Abundante	Conectado
Aceptado	Contento
Que acepta	Decidido
Adaptable	Merecedor
Apreciado	Empoderado
Asertivo	Motivado
Relajado	Lleno de energía
Valiente	Fluyendo
Inspirado	Perdonado
Alegre	Libre
Ligero	Presente
Protegido	Feliz
Tranquilizado	Amado

Sección 3	*Sección 4*
Reconocido	En calma
Empoderado	Centrado
Agradecido	Seguro
Importante	Sanado
Incluido	Esperanzado
Independiente	Abierto
Relajado	Optimista
Seguro	Apacible
Calmado	Positivo
Fuerte	Confiado
Apoyado	Valorado
Comprendido	Dispuesto

Me gusta instalar de tres a cinco emociones al final de cada sesión de test y golpeteo del timo. Puedes hacerlo por medio del test muscular para encontrar las emociones más beneficiosas o simplemente instala unas cuantas que te resalten o resuenen contigo.

Emociones positivas para el test y golpeteo del timo

Si estás haciendo test muscular, pregunta esto a tu cuerpo: *¿Hay un sentimiento positivo en esta lista que sería beneficioso que instalara ahora?* Si recibes un sí, pasa a la siguiente pregunta: *¿Está en la sección 1?* Si recibes un no, sabes que está en las otras secciones de la lista así que puedes preguntar sobre cada una de las otras secciones hasta recibir un sí. Luego lee cada emoción en la sección que identificaste, de una en una, preguntando a tu cuerpo: *¿Se trate de ___?* Hazlo hasta recibir un sí.

Una vez que hayas identificado la emoción que quieres instalar, da siete golpecitos firmes en la glándula timo con la punta de los dedos de una mano. Mantén la intención mientras haces golpeteo de esa energía positiva en tu glándula timo y envías una fuerza de energía positiva a través de todo tu sistema. Al hacerlo, imagina la palabra positiva o concéntrate en el sentimiento positivo. Respira profundamente unas cuantas veces.

Cómo y por qué funciona el test y golpeteo del timo

Hablemos de cómo y por qué funciona este método para que comprendas qué está sucediendo en tu cuerpo. El golpeteo crea un efecto de percusión que envía una fuerza de energía a través de tu glándula timo para liberar la energía emocional que está creando un bloqueo o desequilibrio, donde sea que esté en tu sistema. No necesitas saber dónde está ubicado el bloqueo o desequilibrio, lo cual es genial. Tu intención de liberarla también está ayudando a conseguirlo. Estás reconociendo el sentimiento mientras das a tu cuerpo permiso de soltarla. Al mismo tiempo que estás dando golpecitos en tu glándula timo para liberar la emoción estás reequilibrando y fortaleciendo tu sistema, permitiendo que se recupere del desequilibrio e integre un proceso de sanación.

Puede ser que bosteces, suspires, eructes o sientas algún otro tipo de cambio de energía. Si no sucede, no te preocupes. De todas formas funciona el proceso.

Formas adicionales de usar el test y golpeteo del timo

El test y golpeteo del timo se puede utilizar para muchos tipos distintos de liberación emocional. Además de usarlo de la forma en que acabo de enseñarte (concentrándote en emociones que provocan ansiedad), también puedes trabajar la liberación de ansiedad de otras formas interesantes.

Concéntrate en aspectos específicos de la ansiedad

A veces analizo el panorama general de la historia de ansiedad de una persona (lo que me dicen que saben sobre las causas y detonadores) y utilizo el test y golpeteo del timo para trabajar en diferentes aspectos del tema. Aquí tienes unos ejemplos de cómo lo he hecho con mis clientes.

La ansiedad de Mallory se detonaba cada vez que tenía que ver a su madrastra, Nancy, en una función familiar o incluso cuando hablaban por teléfono. Nunca había tenido buena relación con ella, y las cosas parecían estar empeorando en su vida adulta. Así que no sólo usamos el test y golpeteo del timo para tratar la ansiedad en general, sino que decidimos aplicarlo de forma más específica en su reacción con su madrastra. Utilizamos el test muscular para identificar emociones relacionadas con o provocadas por Nancy. Cuando lo hicimos, Mallory se volvió mucho menos reactiva a Nancy, e incluso cuando se seguía detonando la ansiedad de Mallory le resultó mucho más fácil calmarse y avanzar ahora que habíamos trabajado específicamente con la energía relacionada con Nancy. Si hay una persona o personas en específico en tu vida con quienes hayas notado que se te dispara la ansiedad, utilizar el test y golpeteo del timo para trabajar estos distintos aspectos podría ayudarte en gran medida.

Steve se sentía aterrado al conducir de noche. Más o menos sabía por qué, pues lo relacionaba con ciertos recuerdos específicos de su pasado. (Aprenderás a lidiar con recuerdos específicos en el siguiente capítulo.) No obstante, no habíamos logrado un gran cambio al abordarlo de esa forma. Pero cuando añadimos la liberación de emociones relacionadas con los siguientes aspectos específicos de conducir de noche, todo empezó a mejorar: emociones que se generan en los coches, emociones relacionadas con la oscuridad, emociones relacionadas con los ojos. Abordar tu historia en sentido más amplio y separarla en partes o aspectos puede ayudar a lograr un gran avance.

No hay fórmula precisa para descubrir qué aspectos específicos del panorama más amplio son aquellos en los que tienes que liberar emociones, pero las cosas para las que puedes usar el test y golpeteo del timo son prácticamente infinitas. Aquí tienes unas cuantas ideas generales. Si escribes un párrafo de resumen de tu situación de la forma en que yo lo hice con mis ejemplos puedes separarla en partes más pequeñas a las que puedes aplicar el test y golpeteo del timo.

Puedes usar el test y golpeteo del timo para liberar viejas emociones relacionadas con lo siguiente:

- Una persona en específico (madre, padre, etcétera).
- Un periodo de tiempo en tu vida (preparatoria, primer trabajo, etcétera).
- Un trabajo en específico (*cuando trabajé en* _____).
- Un tema (como las relaciones íntimas).
- Una actividad que te provoca ansiedad (viajar, hablar en público, ir al médico, etcétera).
- Un patrón que te cuesta trabajo romper (autosabotaje, ser crítico, etcétera).
- Un lugar en específico (por ejemplo, *la casa donde viví de niña*).
- Un síntoma físico (problemas digestivos, migrañas, etcétera).
- Una edad específica (los diez años, los treinta y siete, etcétera).

No necesitas ser particularmente organizado o estratégico en este caso. Simplemente elige diferentes ideas de la lista que te di y pruébalas. Empieza con lo que sabes que ahora es un detonante y ése será el lugar perfecto para empezar.

Utiliza el test y golpeteo del timo cuando se haya detonado la ansiedad

El test y golpeteo del timo es una gran herramienta cuando estás a mitad de una crisis. Si puedes identificar y liberar emociones en ocasiones de intensa ansiedad, puedes liberar parte de la causa raíz en ese mismo instante. Al hacerlo, estarás liberando emociones que se están disparando del pasado, lo cual hará menos probable que sean un problema a futuro. Al usar el test muscular, pregunta: *¿puedo encontrar y liberar una emoción que se me está disparando justo ahora?* Libera lo que encuentres. Luego repite el proceso hasta que las hayas liberado todas.

Utiliza el test y golpeteo del timo después de tener ataques de pánico

Uno de los mejores momentos para usar el test y golpeteo del timo es después de un incidente, como un ataque de pánico. Si puedes identificar las emociones que se dispararon, puedes limpiarlas para limitar la posibilidad de experimentar otra situación similar. Hace años tuve un ataque de pánico terrible cuando tuve que llevar a mi esposa a emergencias una vez en que le dio una gripe horrible. Fue muy extraño, pues yo había pasado por muchas situaciones médicas sin presentar problema alguno. Mientras le tomaban la tensión, me sentí mareada y tuve que correr al baño a vomitar. Me pasó algo similar un tiempo después. ¡Me sentía confundida! Pero al utilizar el test y golpeteo del timo liberé emociones que se provocaban por esos eventos, y nunca me volvió a pasar. ¡Qué alivio!

Utilizando el test muscular, pregúntate: *¿Puedo encontrar y liberar una emoción que provocó _______ (describe el evento, como "el ataque de pánico que tuve en el consultorio médico la semana pasada")?* Libera lo que encuentres. Luego repite el proceso hasta que hayas liberado todo.

Instala emociones positivas

Los sentimientos positivos se deben instalar después de liberar emociones negativas, pero también me gusta usar este método cuando me siento triste o desganada y quiero tener un empuje emocional.

Simplemente pregunta a tu cuerpo a través del test muscular o de forma intuitiva qué emociones puedes instalar para poder darle fuerza.

Evita que se queden bloqueadas las emociones nuevas

Ahora que comprendes cómo se instalan las emociones en tu cuerpo, hablemos de unas cuantas estrategias sencillas para evitar que eso suceda.

Lo primero es que te mantengas consciente y más en sintonía con cómo te sientes. Recuerda que estas emociones se bloquean debido a que las reprimimos. Aunque no siempre reprimimos nuestros sentimientos de manera consciente, a menudo sí lo hacemos. Lo notarás si prestas atención a cómo te sientes con más frecuencia. Cuando notes tus sentimientos, comprométete con permitirte sentir tus sentimientos y reconoce tus emociones en lugar de convencerte de ignorarlas. No te digas "¡no pasa nada!" si realmente es así. Reconoce cómo te sientes y acéptalo, incluso si no tiene sentido lógico o si no te gusta. No te afectará sentirte como te sientes. Si dominamos el permitirnos sentir lo que sentimos sin resistirnos ni juzgarnos, realmente podemos detener el ciclo de emociones bloqueadas y guardadas.

Utilizar las técnicas que ya conoces te será de gran ayuda. Además de usar el test y golpeteo del timo en momentos difíciles, también puedes hacer unas rondas de test y golpeteo del timo para ayudarte a sacar esa energía.

También puedes practicar las técnicas del capítulo 4, las cuales ayudarán a tu cuerpo a calmarse en lugar de quedarse bloqueadas en modo de luchar, huir o quedarte helado.

No necesitas usar todas mis sugerencias. Simplemente elige una y utilízala durante unos minutos cuando la necesites. Eso es más que suficiente para crear el hábito saludable de liberar emociones en lugar de reprimirlas.

Cuando la gente aprende sobre emociones bloqueadas, a veces empieza a temer que cada emoción que sientan se vaya a quedar bloqueada en su cuerpo y cause ansiedad. Eso no es así. A lo largo de tu vida has sentido millones de emociones y no todas se quedan bloqueadas.

Además, no toda emoción que está en ti te está causando ansiedad. No hay necesidad de sentir paranoia frente a tus emociones. Lo importante es que te vuelvas más consciente y cambies el patrón general que has tenido de reprimir tus emociones. Unas cuantas emociones aquí o allá con las que no trabajes de la manera más sana tampoco te van a destrozar, ¡te lo prometo!

Resumen

Manejar nuestros sentimientos conforme surgen es esencial para trabajar con la ansiedad, pero también necesitamos profundizar y liberar emociones del pasado que pueden estar bloqueadas en el cuerpo. Si no se reconocen y procesan de forma adecuada, las emociones pueden quedarse alojadas en el cuerpo. Estas emociones se pueden sentir todo el tiempo y pueden ser grandes detonadores de ansiedad, incluso cuando no estamos conscientes de que están ahí y no sabemos qué son o cómo se quedaron bloqueadas.

El test y golpeteo del timo es una técnica excelente para liberar esas emociones bloqueadas y aliviar la ansiedad. ¡Se puede usar de tantas maneras que no hay límite!

Ahora tienes varias herramientas que puedes usar para evitar que las emociones se bloqueen a futuro: técnicas para calmarte y reentrenarte (para abordar la respuesta de pelear, huir o quedarte helado), TLE y el test y golpeteo del timo.

Capítulo 7

* * * * * * * * * * * * * * *

Libera experiencias no procesadas del pasado

Con el test y golpeteo del timo trabajamos con emociones individuales bloqueadas en el cuerpo. Aunque es posible que encuentres algunas emociones utilizando el test y golpeteo del timo que están relacionadas entre sí (a partir de una misma experiencia), lo más probable es que muchas estén flotando entre cientos de otros periodos de tiempo de tu vida. Identificar y liberar emociones individuales es una manera increíble de liberar ansiedad. Ahora te enseñaré otro enfoque para que puedas seguir pelando esas capas emocionales y continúes sanando.

En este capítulo aprenderemos cómo manejar recuerdos de tu pasado como un todo, lo cual llamo: experiencias no procesadas. Te garantizo que estas experiencias pueden ser posibles detonantes, incluso si parecen ser pequeñas. Lo que es más, te voy a enseñar exactamente cómo liberarlas con un método avanzado de la TLE (¡que aun así es sencillo!).

Definir experiencias no procesadas

Cualquier acontecimiento que te haya preocupado o afectado, o cualquier experiencia emocional de tu vida que no hayas reconocido, procesado y liberado de tu cuerpo puede seguirte afectando negativamente en el presente. Es lo que llamo experiencia no procesada. En pocas palabras, quiere decir que todavía cargas la energía de una experiencia difícil de tu pasado. Además de liberar emociones individuales con el test y golpeteo del timo, trabajar con un recuerdo o experiencia pasada como un todo es una excelente manera de liberar efectivamente la ansiedad.

Aquí tienes una metáfora para ayudarte a comprender cómo se crean las experiencias no procesadas y cómo pueden generar ansiedad. Imagina que hay una pequeña cápsula de cristal en tu cuerpo. Cuando tienes una experiencia desagradable y no procesas o liberas la energía asociada a ella, todos los detalles relacionados con la experiencia se acumulan en esa cápsula y se quedan ahí: emociones, imágenes, aromas, colores, sonidos, etc. Cuando algo que estás experimentando en la actualidad te recuerda o conecta los detalles guardados en la cápsula, se puede detonar esa experiencia no procesada, activándola en tu cuerpo. Es entonces cuando te sientes ansioso, recuerdas memorias o detalles del pasado (aunque puede ser de forma totalmente subconsciente) así como emociones relacionadas que han estado perviviendo bajo la superficie.

Una experiencia no procesada puede ser un acontecimiento obvio de tu pasado (tal como la muerte de un amigo o familiar) o algo aparentemente pequeño (como no haber podido ir a la fiesta de tu amigo porque tenías gripe). La energía de ese evento puede quedarse bloqueadaa en el cuerpo y generar ansiedad. Aquí hay algunas características de las experiencias no procesadas:

- Un acontecimiento que no hayas **reconocido** significa que lo más probable es que de alguna manera te dijiste a ti mismo, incluso de forma subconsciente: "¡Ah, no es la gran cosa!", cuando realmente sentías: "¡Caray, esto sí lo siento como algo terrible (incluso si es algo tonto)!"
- Cualquier acontecimiento que no hayas **procesado** significa que aún no entiendes ni has hecho las paces con no comprenderlo, y sigue sin cerrar a nivel espiritual.
- Cualquier acontecimiento que no hayas **liberado** significa que porque no lo has reconocido y procesado aún puede estar albergado en tu cuerpo. Si esto es verdad para ti, lo más probable es

> que sientas una carga cuando lo recuerdes. Esto puede aparecer como un nudo en el estómago, tensión en el pecho, lágrimas en los ojos, corazón acelerado, manos sudadas y más.

Una buena forma de determinar si una experiencia tuya no se ha procesado es ver si sientes una carga emocional cuando piensas en ese recuerdo. Esta carga puede ser cualquier sentimiento, aunque normalmente es un hoyo en el estómago, presión en el pecho, sensación de nerviosismo o algo similar. Cualquier sensación incómoda al recordar una memoria es indicadora de que aún hay energía sin procesar ahí. Piensa en esta energía o carga como el *bzzz* del que hablamos antes que se da en el sistema de energía. Esencialmente es un desequilibrio energético en relación con la experiencia o recuerdo que tienes.

Analicemos la historia de Jesse para entender cómo nos afectan estas experiencias. Jesse era un joven de veintitantos que era mi cliente. Cuando tenía cinco años era el más chaparrito de su salón de clases y constantemente se burlaban de él por eso. Realmente le afectó en su capacidad de desarrollar amistadas sanas conforme pasaron los años. Jesse tenía varios recuerdos desagradables, pero había uno muy particular en el que estaba rodeado de tres niñas de su clase que lo llamaban chiquito y bebé. Sentía un agujero en el estómago cuando lo pensaba. No quería decirle a nadie sobre esta experiencia, así que se la guardó para sí mismo. Además, tenía un par de buenos amigos en la actualidad a los que no les importaba nada su altura, así que intentaba concentrarse en eso.

Debido a que nunca había trabajado esa experiencia de su infancia, se quedó sin procesar en su cuerpo. Junto con ella había muchas otras emociones que se habían bloqueado porque nunca había sacado sus sentimientos. Adentro de su cápsula de cristal había detalles de esa experiencia: las imágenes de esas niñas rodeándolo, la sensación de humillación, el miedo de decirle a alguien, la vergüenza de ser tan bajito y el sonido de las risas de los niños. Incluso recordaba el diseño del mosaico del salón de clases donde ocurrió el incidente. Ahora, aún seguía sintiendo pánico cuando se encontraba en una situación en la que estuviera en un grupo o en fila junto a otras personas, porque entonces era evidente lo bajito que era y temía que la gente lo notara. Toda esa energía se le vino encima en momentos inesperados y le había provocado ataques de ansiedad. Para poder ayudarle a sanar necesitábamos regresar y trabajar con los elementos de la cápsula de cristal para liberar esos detalles y poder evitar futuros detonantes. También encontramos otras experiencias y trabajamos con ellas, al igual que tú lo harás en este capítulo. Pero antes de eso, liberar esa única experiencia que te compartí hizo una gran diferencia. No necesitas liberar cada recuerdo que tengas; empezar sencillamente con uno o dos te puede ayudar sobremanera.

Es importante saber que resolver una experiencia no procesada del pasado no tiene que ver con obligarte a sentirte feliz respecto a ella. Es improbable que eso suceda, y no pasa nada. Resolverla quiere decir que aceptas que la experiencia ocurrió y luego liberas la cápsula de cristal para que no haya una carga emocional intensa ni perturbación de la energía acompañándola. No tienes que sentirte feliz de que esa experiencia te haya ocurrido, pero sí tienes que aceptar que ocurrió y liberar esa carga emocional de la que hablamos para encontrar una neutralidad al respecto y para que así puedas seguir adelante.

Identifica experiencias no procesadas con las que debas trabajar

Si te da vueltas la cabeza y te preguntas cómo puedes saber exactamente qué experiencias de tu pasado te están afectando ahora, no temas. Te guiaré a través de eso en un momento. De hecho, puedes relajarte porque es probable que hayas tenido un bueno comienzo al liberar algunas de las experiencias no procesadas en tus sesiones de test y golpeteo del timo, aunque no lo hayas buscado de manera intencional.

Te voy a mostrar exactamente cómo determinar en qué experiencias no procesadas te conviene trabajar. Si no tienes ningún recuerdo o no muchos de tu pasado, no te preocupes. Te enseñaré algunos trucos para trabajar con experiencias de las que recuerdas muy poco o nada.

Utiliza el test muscular para identificar experiencias no procesadas

Una manera muy efectiva de determinar qué experiencias de tu pasado sigues sin procesar y te están generando ansiedad es penetrar en tu subconsciente utilizando el test muscular. Es mi método favorito. Me encanta porque no tienes que torturar tu cerebro recordando las experiencias de tu vida y tampoco tiene que distraerte la idea que tu mente consciente posee de lo que le parece lógico o suficientemente grande como para estar relacionado con la ansiedad. Simplemente pregunta a tu mente subconsciente, que ya sabe las respuestas y sólo está esperando compartir esa información contigo. También es una técnica excelente para quienes no recuerdan mucho de su pasado. Por favor, no entres en pánico si no te sientes cómodo con el test muscular. Tengo una buena alternativa para identificar experiencias no procesadas que te compartiré a continuación.

Para el test muscular, puedes hacer el test de pie o el test de aro en O, que aprendiste en el capítulo 3. Pregunta a tu cuerpo en voz alta o en tu mente: *¿Hay una experiencia no procesada que contribuye a que tenga ansiedad?*

Lo más seguro es que la respuesta sea sí. Probablemente haya varias experiencias en las que debas trabajar con el paso del tiempo, pero basta con una para empezar. Luego puedes averiguar a través del test muscular a qué edad ocurrió, lo cual te dará una idea de lo que podría ser.

Pregunta: *¿Esto sucedió entre los cero y los veinte años? ¿Los veinte y los treinta?* Y así en adelante. Sigue preguntando a tu cuerpo hasta que responda "sí" a un momento determinado, y luego pregunta por cada año que comprenda ese periodo para tener una edad exacta.

Cuando llegues a una edad, simplemente mantén la mente abierta y deja que te lleguen las ideas. Recuerda, el acontecimiento puede ser desde algo obvio, como un accidente de coche o una enfermedad, hasta algo que consideres pequeño. Simplemente ábrete a cualquier cosa que descubras.

Si estás bloqueado, haz preguntas adicionales tales como: *¿La experiencia se relaciona con una persona, mi carrera, mi salud, etcétera?*

¡Este proceso es como un juego de adivinar! Simplemente estarás reuniendo pistas.

Seguirás recibiendo respuestas de tu test muscular y es probable que acabes recordando la experiencia o simplemente tangas suficiente información para trabajar con ella. El simple hecho de saber, por ejemplo, que hay una experiencia de los ocho años que tenía que ver con el colegio y con tu maestra bastará para liberarla.

Una vez que creas que sepas cuál es la experiencia, es buena idea asegurarte de si estás en lo cierto utilizando el test muscular. Recuerda, tu mente consciente puede usar la lógica para decidir qué se relaciona con qué, pero la mente subconsciente tiene la grabación original.

Para comprobar tu trabajo de adivinanza, pregunta: *¿La experiencia de (descríbela brevemente) contribuye a que tenga ansiedad?*

Una vez que recibas tu confirmación tendrás una experiencia tangible con la que podrás trabajar. Toma nota de ello para que estés listo para avanzar cuando lleguemos a la técnica de liberación en un instante. Si no puedes identificar o recordar la experiencia exacta, simplemente reúne cuanta información puedas. Por ejemplo, es posible que por medio del test muscular acabes determinando que tuviste una experiencia a los veinticuatro años que está relacionada con tu padre, pero que no logres saber exactamente qué sucedió. No pasa nada. El cuerpo suele permitirnos trabajar con pequeños detalles clave si lo abordamos de la manera adecuada.

Trabaja con recuerdos de tu pasado

Otro método para identificar experiencias no procesadas es hacer una lista de recuerdos de tu pasado a los que sientas que aún te aferras. Anota las experiencias de tu vida que aún tienes en mente, incluso si pasaron hace mucho tiempo.

Eres la única persona que necesita poder comprender tu lista, así que puedes escribir cosas como cuando mi madre me gritó frente a mi amigo, cuando me caí del árbol y me rompí el brazo, o cuando nuestro coche derrapó en la intersección y casi chocamos contra un camión. No necesitas poner una descripción detallada.

Puede ser que acabes con una lista muy larga, pero está bien. Todas las personas que conozco empiezan con una lista larga. Puedes trabajar en esto con el tiempo. La buena noticia es que definitivamente no necesitas liberar todo lo de la lista para poder curarte de la ansiedad. No juzgues nada como demasiado pequeño o insignificante para incluir en la lista. Anota todo lo que se te ocurra.

Aquí hay unas preguntas para estimular tu memoria y ayudarte a hacer la lista, así como ejemplos de posibles eventos relacionados:

- *¿Qué continúa teniendo una carga emocional cuando piensas en ellos?* Ejemplos: La ocasión en que tal persona me gritó, cuando tuve que mudarme de la casa mohosa, cuando el médico me dijo que no podía hacer nada para curar mi ansiedad.
- *¿Después de qué "nunca volviste a ser el mismo"?* Ejemplos: Nació un hermano, mi madre me recogió tarde del colegio, te quitaron las amígdalas en el bachillerato, cuando ese chico/chica rechazó tu invitación para ir al baile de fin de año en el colegio.
- *¿Qué experiencias recuerdas de justo antes de que apareciera la ansiedad en tu vida?* Ejemplos: Un cambio de trabajo, una ruptura de una relación, una pelea con un amigo, preocuparte por un padre enfermo.
- *¿Qué experiencia sigue revolviéndote el estómago o hace que tu corazón se acelere cuando piensas en ella?* Ejemplos: Te dejaron sentado solo en la cafetería del colegio en segundo año, ver un accidente de coche a un lado de la carretera, tener que llevar a que durmieran a una mascota.
- *¿Qué de tu pasado te recuerda la ansiedad? ¿Hay un recuerdo que aún te provoque emociones similares a las que sientes ahora?* Ayuda mucho trabajar esas experiencias del pasado que te recuerdan lo que estás pasando ahora. Ejemplos: Cuando mi madre estaba en el hospital y no sabía lo que estaba pasando, cuando me regañaron por algo que no hice, cuando me acusaron de ser insensible a los sentimientos de mi pareja.

Recordatorio: Si no tienes ningún o no muchos recuerdos de tu pasado, no te preocupes. Más adelante en este capítulo te voy a mostrar que puedes trabajar con experiencias no procesadas de tu pasado.

Libera experiencias no procesadas con la TLE

A estas alturas probablemente ya tienes unas cuantas experiencias en mente con las que puedes trabajar. Si anotaste varias, genial, pero puede resultar confuso saber con cuáles debes trabajar primero. Como regla, elige cualquiera siguiendo estas herramientas:

- Si puedes hacer el test muscular, simplemente pregunta a tu cuerpo: *¿Lo que más conviene es liberar __________ (describe la experiencia brevemente) primero?* Inserta cualquiera de tus experiencias en la línea en blanco. Prueba con diferentes utilizando el test muscular hasta conseguir una confirmación de aquélla con la que debes empezar.
- Elige la experiencia que tenga mayor carga emocional. ¿Qué te molesta aún ahora? Elige la que sientas más.
- Elige una experiencia de forma intuitiva. Todas pueden generar un gran cambio en la ansiedad, así que elige una y trabájala.
- Elige la experiencia que sucedió antes de que apareciera la ansiedad. Normalmente le digo a la gente que piense en qué le pasó entre dieciocho meses y dos años antes. Probablemente no será el único acontecimiento que la provocó, pero puede ser la gota que colmó el vaso, así que liberarla puede generar un buen impacto rápidamente.

Ya sabes cómo usar la TLE de manera fácil y sencilla para trabajar tus sentimientos en el momento presente. Pero para liberar la raíz de la ansiedad necesitas analizar el pasado y limpiar viejas energías que probablemente te están detonando. Trabajar con experiencias no procesadas es una excelente manera de hacerlo. En principio estarás abriendo metafóricamente la cápsula de cristal que contiene toda la información causante de ansiedad y soltándola.

Advertencia: Mientras que es fácil usar la TLE por tu cuenta y puede utilizarse de manera segura de la forma en que lo aprendiste de inicio (para trabajar tus sentimientos conforme surgen), te pido que incorpores tu intuición cada vez que trabajes con recuerdos del pasado (experiencias no procesadas) de la manera en que estoy por enseñarte. En caso de tener recuerdos muy difíciles o muy detonantes, te invito a trabajar con un profesional entrenado en esta técnica. No quiero que te asustes haciendo este trabajo por tu cuenta, pero si algo resulta muy difícil o no te sientes seguro pensándolo, quizá sea demasiado agobiante para ti liberarlo por tu cuenta. Nuestro cuerpo suele sentirse más seguro en presencia de otra persona que pueda conservar un entorno seguro mientras trabajamos con emociones temibles, y un profesional tendrá múltiples técnicas para asegurarse de que hacer ese trabajo sea una experiencia positiva para ti.

Recuerda que tanto si consideras que los acontecimientos de tu pasado, son significativos o no, de todas maneras pueden afectarte en gran medida. Para abordarlo, aprenderemos a usar la TLE para liberar recuerdos específicos que aún te impactan de manera negativa (experiencias no procesadas).

Cuando uses la TLE para liberar experiencias no procesadas del pasado, sé tan específico como puedas con los detalles, porque eso te ayudará a liberar todo lo que hay en la cápsula de cristal de la que aprendimos antes.

Utilizaremos el proceso básico de la TLE que ya aprendiste y practicaste, así que el siguiente resumen te será muy familiar. Conforme avancemos cada paso, te daré instrucciones adicionales para que puedas trabajar y liberar de manera específica las experiencias no procesadas.

1. Califica la intensidad de tu experiencia.
2. Crea una declaración de base.
3. Utiliza tu declaración de base mientras haces golpeteo en el punto de golpe de karate.
4. Haz golpeteo en el resto de los puntos y desahógate.
5. Revisa y repite.
6. Cierra tu sesión de la TLE.

Paso 1: Califica la intensidad de tu experiencia

Empecemos liberando cualquier recuerdo que hayas identificado con el test muscular o haciendo tu lista. Recuerda, no importa tanto con cuál empieces, siempre y cuando lo hagas. Ahora dale un título corto o descripción para poder usarlo como referencia para ti, en caso de que aún no lo tengas listo. Puede sonar algo como: "El día en que pensé que mi madre me había olvidado en el colegio" o "Cuando tuve un accidente frente al grupo en primer curso". Cierra los ojos y recuerda esa memoria por un momento. Deja que las emociones salgan a la superficie para que estén listas para liberarse. En escala del uno al diez, siendo lo más fuerte diez, califica cuán intensa sientes la experiencia ahora que la recuerdas. Si también la sientes en tu cuerpo como sensación física, toma nota mental. Si no, no pasa nada.

Paso 2: Crea una declaración de inicio

Sustentándote en tu experiencia, crea una declaración de inicio. Simplemente llena la línea en blanco para incorporarla según tu situación.

Aunque __________ *(menciona la experiencia), puedo estar bien.*

La idea es usar tanto detalle descriptivo como puedas para convocar temporalmente la energía de esa experiencia en tu sistema y que puedas liberarla. Recuerda intentar incluir un síntoma físico y una sensación emocional en esta parte de tu declaración.

Ejemplo: *Aunque esos niños se rieron de mí cuando la maestra me mandó al rincón y aún siento un agujero en el estómago cuando lo pienso, puedo estar bien.*

Paso 3: Utiliza tu declaración de base mientras haces golpeteo en el punto de golpe de karate

Ahora di la declaración de base tres veces seguidas mientras golpeas suave y continuamente el punto de golpe de karate. Utiliza tres o cuatro dedos de una mano para hacer golpeteo en el punto de golpe de karate de la otra mano. Así como lo dije en el capítulo 5 cuando aprendiste la TLE, puedes decir exactamente la misma frase tres veces o cambiar las palabras. Una vez que completes este paso, estarás listo para pasar al resto de los puntos de golpeteo.

Paso 4: Haz golpeteo en el resto de los puntos y desahógate

Ahora haz golpeteo en el resto de los puntos durante varias rondas y habla sobre lo que te sucedió mientras te desahogas de ese recuerdo. Lo ideal es contar la historia y hacer golpeteo en orden cronológico. Para mí, lo más fácil es contar la historia como si estuviera hablando con una amiga, contándole todo y compartiendo todo lo que se me viene la mente. Simplemente recuerda incluir todos los detalles que puedas recordar mientras haces golpeteo.

Si te gusta que tu técnica sea muy estructurada, intenta lo siguiente: cuenta la historia y haz golpeteo en segmentos. Puedes contar los segmentos a manera de escenas en una película. Empieza al inicio de la historia y simplemente cuenta la escena inicial unas cuantas veces conforma haces golpeteo y hablas. Sigue trabajando solamente con esa escena de la historia hasta sentirte emocionalmente neutral respecto de ella cuando vuelvas a hacer el test (ve el paso 5). Luego puedes pasar a la siguiente escena, y así en adelante.

Ya sea que hagas golpeteo al estilo Amy (como si se lo contaras a una amiga) o de manera más organizada haciéndolo en segmentos, pon mucha atención a lo que llamo las partes difíciles de la historia, los detalles que se sienten más arraigados en tu mente o que resultan más difíciles de enfrentar conforme haces golpeteo y te desahogas. Trabaja en ésos con mayor profundidad.

Lacey era un cliente que sentía una ansiedad terrible cuando tenía que hablar para defender un punto de vista. De niña, su madre solía preguntar a Lacey y a sus hermanas qué querían comer o ponerse y luego las criticaba por responder a la pregunta de la manera "equivocada". Ambas sospechábamos que esto había contribuido a lo que ahora le costaba trabajo hacer. Hizo una lista de sus recuerdos y luego usó el test muscular para identificar qué experiencia no procesada debía trabajar primero. Cuando hicimos golpeteo juntas, trabajamos la experiencia y sacamos todos los detalles y sentimientos de ese recuerdo que Lacey podía rememorar.

Di a Lacey la tarea de seguir trabajando en su lista de recuerdos por ella misma y le enfaticé que debía dedicar un poco de tiempo adicional a las partes de los recuerdos que sentía más difíciles cuando las rememoraba. Las partes difíciles pueden ser cosas que simplemente resaltan en tu mente o te causan mayor reacción (sea física o emocional) cuando hablas sobre ellas. Para Lacey, algunos de los detalles difíciles de lo que tuvo que hacer más golpeteo fueron la apariencia de la cara de su madre cuando Lacey eligió su atuendo para el primer día de clases, el color específico del vestido y lo desilusionada que se sintió cuando su madre tiró ese vestido después de la escuela porque se lo manchó un poco con marcador.

Este tipo de detalles puede parecer ínfimo, pero si se sienten bloqueados, y particularmente vívidos, o son importantes intuitivamente por alguna razón, entonces realmente debes trabajar con ellos. Hacerlo te ayudará a procesar y liberar las experiencias no procesadas de manera más completa. ¡Concentrarte en hacer golpeteo de los detalles puede hacer la diferencia entre que la TLE funcione más o menos o que funcione muy bien!

Aquí tienes unas ideas específicas de lo que puedes incluir en tu golpeteo:

- *Detalles concretos de la experiencia:* colores, sonidos, olores, clima, expresión facial, cierta frase que alguien te dijo y que te molesta, y más.
- *Conceptos o sentimientos intangibles:* Sentirte usado, no poder confiar en ti o en alguien más, sentirte humillado, etcétera.

Estás listo para hacer golpeteo en todos los puntos desde el principio hasta el final conforme cuentas tu historia y te desahogas de lo que sea que se te venga a la mente. Si te cuesta trabajo contar la historia, puedes incorporar estas frases generales que suelo usar para ayudar a mis clientes a liberar memorias por completo:

Estoy guardando todos los detalles de esa experiencia en mi cuerpo.

Mi cuerpo se está aferrando a los aromas, imágenes y sonidos de la experiencia.
Aún tengo los detalles de esa experiencia bloqueados en mi sistema.
Realmente recuerdo ______ (identifica una parte difícil).
Mi cuerpo recuerda los detalles de esa experiencia, por ejemplo, ________.
Recuerdo haber visto/escuchado/sentido _______.

Lo que estamos haciendo aquí es penetrar en la mente subconsciente para entrar en los detalles y poder liberarlos. Le sugerimos ideas y detonantes a la mente subconsciente y luego ésta trabaja detrás de cámaras para encontrar esos detalles y liberarlos.

Paso 5: Revisa y repite

Después de hacer varias rondas de golpeteo, toma un descanso y revísate. Cierra los ojos y vuelve a analizar la experiencia. Califica la intensidad de la experiencia en una escala del uno al diez. Si necesitas seguir, hazlo. (Lo más probable es que lo necesites.)

Paso 6: Cierra tu sesión de la TLE

Una vez que hayas liberado la experiencia por completo o hayas acabado esta sesión, antes de una siguiente ocasión cierra con una ronda positiva de golpeteo, empezando por el punto de golpe de karate y siguiendo hacia los siguientes puntos hasta regresar al punto de golpe de karate. Puedes usar una frase como: "Estoy bien" o cualquier otra frase positiva como las del capítulo 5.

¡Eso es todo!

Nota: No olvides que el golpeteo de chakras se puede usar en lugar de la TLE. Simplemente usa el proceso de la TLE que te acabo de describir, pero da golpecitos en los puntos de chakra que aprendiste en el capítulo 5. Más allá de la serie de puntos de golpeteo que uses, todo lo demás es igual: siempre empiezas con la declaración de base en el punto de golpe de karate y avanzas a partir de ahí.

¿Cuánto tiempo debo dar los golpecitos?

Debes seguir con el golpeteo hasta que sientas que el recuerdo de tu experiencia es tan neutral como pueda ser. ¡Intenta llegar a una calificación lo más cercana posible a uno! Esto no tiene que suceder en una sola sesión de golpeteo. Muchas personas cometen el error de solamente hacer golpeteo un par de minutos y luego decir: "El golpeteo no funciona". Aunque el golpeteo es muy efectivo, definitivamente puede tardar cierto tiempo y requiere constancia. Sigue trabajando en tus recuerdos y sentimientos, y al hacerlo tu cuerpo se relajará más y más debido a la carga que está liberando.

Sabrás cuando la energía ligada a la experiencia se haya liberado de tu sistema una vez que tengas una visión distante o difuminada de tu recuerdo. Puedes sentir como si le hubiera pasado a otra persona o como si simplemente estuviera ahí, en lugar de que conllevara una fuerte carga emocional.

No necesitas liberar por completo cada experiencia antes de pasar a la siguiente. Siempre tengo una lista de diversas cosas en las que estoy trabajando. Sigo regresando a ellas una y otra vez hasta sentir que están neutrales y puedo eliminarlas de la lista.

Si resulta difícil recordar ciertas experiencias en específico

Muchas personas llegan conmigo llenas de pánico cuando descubren lo importante que es liberar experiencias del pasado. "¡No recuerdo nada!", me dicen. Afortunadamente hay una forma de superar esto. De todas maneras puedes sanar. Aquí tienes unos trucos que puedes usar si no logras confiar en tu memoria (lo cual es el caso para muchos de nosotros, por cierto).

Mientras que la manera ideal de liberar la experiencia es haciendo golpeteo y contando la historia de tus recuerdos de la manera en que te acabo de enseñar, comprendo el hecho de que muchas personas no recuerdan gran parte de su pasado. Si eres una de esas personas, sigue una de las siguientes sugerencias. Estas estrategias funcionan muy bien en lugar de, o además de, la forma primaria de liberar una experiencia no procesada que acabas de aprender.

Trabaja con sentimientos de ansiedad

Recuerda, analizar cómo te sientes respecto a la ansiedad es buen indicador para saber qué ayudó a generarla. Intenta recordar las ocasiones de tu pasado en que sentiste emociones similares a las que sientes ahora, en especial antes de que empezara la ansiedad.

Jim llegó con ansiedad y dolor en las articulaciones, los cuales habían aparecido a la vez hacía unos tres años. Le pregunté si recordaba qué estaba sucediendo en su vida hacía tres años. Hizo una lista de cosas que podían haber hecho que su cuerpo se pusiera a trabajar a marchas forzadas. Después de explorar unas posibilidades iniciales, le pregunté cómo se sentía respecto al dolor de articulaciones y la ansiedad.

Cada persona tiene una sensación única de su problema, incluso si el problema real es tan común como la ansiedad. Con Jim, sabía que su emoción primaria en relación con el dolor de articulaciones y la ansiedad sería un buen punto de partida para descubrir la experiencia no procesada que contribuía con ella. Jim dijo que estaba "cansado de lidiar con eso [el dolor de articulaciones y la ansiedad]". Fue la clave que necesitábamos para descubrir de qué más estaba harto o qué situación lo había agotado en el tiempo previo a que aparecieran los síntomas.

Descubrimos problemas maritales en esa época que estaban haciéndolo sentir como alguien sin valor. Con eso, trabajamos en liberar energía sobre experiencias específicas de su pasado. Eso ayudó inmensamente no sólo con la frustración de Jim respecto a su situación sino también, con el tiempo, con su dolor de articulaciones y su ansiedad.

Utiliza los recuerdos de tu pasado

Hay veces en que es más fácil trabajar en un acontecimiento traumatizante de tu pasado utilizando algunos recordatorios para evocar emociones. Esto es realmente útil cuando no recuerdas los detalles o quizá incluso estás demasiado desligado como para sentir algo sobre esa memoria. Aquí tienes unas formas de penetrar en tu memoria:

- Haz golpeteo mientras lees entradas pasadas de tu diario.
- Escribe tu historia y luego haz golpeteo conforme la relees.
- Graba tu experiencia y luego haz golpeteo al hacerlo.
- Toca música que te recuerde ese acontecimiento o periodo de tiempo y haz golpeteo. Para ésta, no necesitas hablar, simplemente haz el golpeteo.

Golpeteo subconsciente

Desde que aprendiste sobre el golpeteo sabes que pedir ayudar a tu mente subconsciente durante la TLE es una buena manera de liberar energía vieja, incluso si no sabes exactamente qué necesitas liberar. Es una forma de trabajar *en torno* a la energía y a la vez *sobre* ella.

Utiliza esta declaración de base: *Aunque no tengo idea de qué experiencias están provocando esta ansiedad, doy a mi subconsciente permiso de liberarla.* Si por medio del test muscular lograste identificar una edad en específico en la que hubo una experiencia no procesada pero no puedes descubrir exactamente qué fue, puedes usar una declaración de base como ésta: *Aunque tengo una experiencia no procesada de cuando tenía _____ años que no puedo recordar, de todas maneras doy a mi subconsciente permiso de liberarla.*

A lo largo del resto de los puntos de golpeteo concéntrate en la ansiedad en sí misma, intentando incorporar las emociones o pensamientos que tengas mientras te desahogas.

Hacer golpeteo en tales puntos puede resultar algo similar a esto (di una frase distinta en cada punto):

No sé qué experiencias pasadas me están provocando ansiedad.
Quizá sea _____ (inserta cualquier cosa que se te ocurra que pueda relacionarse).
Mi subconsciente sabe exactamente qué es.
Simplemente no puedo saberlo como quisiera.
Sé que es de cuando tenía ______ años (di la edad que tenías cuando tuviste esa experiencia, si es que la sabes).
Subconsciente, ¡ayúdame a liberarla!

Continúa el golpeteo en todos los puntos siguiendo este modelo a lo largo de varias rondas.

Simplemente sigue haciendo golpeteo y hablando en voz alta, lo cual hará que tu subconsciente saque lo que sea que necesite para ayudarte a liberarlo. Este método incorpora mucha improvisación, ¡así que diviértete!

Cuanto más practiques utilizando la TLE, más maneras encontrarás de usarla. No hay reglas estrictas y no hay necesidad de seguir mis instrucciones paso a paso. Realmente aprópiate de ella y sé que te encantará lo efectiva y versátil que es esta técnica.

Técnica de liberación emocional (TLE) y test y golpeteo del timo: una combinación poderosa

Aunque la TLE y el test y golpeteo del timo son técnicas totalmente distintas, se complementan una a la otra muy bien. Puedes combinar el uso de las técnicas de varias maneras distintas. Se trata de ser creativo. Permíteme compartirte qué hice con una cliente llamada Linda, para que te hagas a la idea.

Linda llegó conmigo con un historial larguísimo de ansiedad. No podía recordar cuándo había aparecido ni cómo, y dijo simplemente que "siempre había sido así". Sí reconoció que se sentía más ansiosa cuando estaba sola, y fue ésa la clave con la que trabajamos. Si escribes un breve resumen de tu reto, como yo hice con Linda, quizá te ayude a encontrar segmentos más pequeños con los que puedas trabajar. Aquí hay unas formas en las que usamos la TLE y el test y golpeteo del timo para el reto de Linda. Parte la trabajamos juntas, y parte la hizo de tarea ella sola.

- Usamos el test y golpeteo del timo en varias sesiones para liberar emociones generales que contribuían con la ansiedad.
- Usamos el test y golpeteo del timo para liberar emociones que se generaban cuando estaba sola.
- Usamos una lista de recuerdos del pasado de cuando Linda se sentía sola, usamos la TLE para liberar esas experiencias.

- Utilizamos golpeteo subconsciente para liberar las causas subconscientes de la ansiedad que quizá no habíamos detectado con nuestros otros enfoques.

Este proceso continuó durante unas semanas hasta que Linda comenzó a notar una mejora significativa en su ansiedad. Pero no nos detuvimos ahí. Le pedí que siguiera usando la TLE y el test y golpeteo del timo junto con la liberación de creencias dañinas, como las que aprenderás en el siguiente capítulo. Tardó unos cuatro meses en llegar al punto de sentir que la ansiedad ya no era parte de su existencia diaria, después de haber sufrido toda su vida. Como puedes imaginar, Linda estaba fascinada con su progreso, el cual acabó requiriendo menos trabajo del que había anticipado.

Resumen

Con frecuencia, memorias completas, incluyendo todos los detalles de un acontecimiento específico, se guardan en el cuerpo y crean un desequilibrio en nuestro sistema. Estas experiencias no procesadas se pueden convertir en grandes detonantes de ansiedad, pues se repiten subconscientemente sin que nos demos cuenta. Pueden contribuir con que tengamos una ansiedad baja constante o ataques de pánico elevadísimos en el momento en que menos lo esperamos.

Trabajar con experiencias no procesadas —acontecimientos pasados que no hemos reconocido, procesado y liberarlo— es una manera increíble de abordar la raíz de la ansiedad. Al usar la TLE podemos liberar detalles de la cápsula de cristal metafórica que está guardando diversos detonantes. Lo hacemos hablando y haciendo golpeteo a la vez, mientras recordamos las historias de acontecimientos pasados. También podemos explorar utilizando el test y golpeteo del timo y la TLE juntos para obtener una combinación poderosa.

Capítulo 8

* * * * * * * * * * * * * * *

Modifica creencias dañinas

¡El beneficio de cambiar creencias dañinas puede ser igual a encontrar una mina de oro en el camino a la sanación de la ansiedad! Espero que a estas alturas sepas que hay muchas maneras distintas de liberar la ansiedad. Al trabajar con diferentes técnicas que conoces estarás abordando poco a poco las capas de la ansiedad. Recuerda, no hay un orden particular ni un método específico para esto; simplemente sigue trabajando en cosas utilizando lo que estás aprendiendo.

Lo que estás a punto de aprender va a lanzarte a un nuevo y emocionante mundo y te dará tantas oportunidades de trabajar para estar más en calma y ser una versión más relajada de ti mismo. En este capítulo vamos a profundizar en lo que son las creencias dañinas y cómo cambiarlas utilizando una técnica llamada la sustitución, un guion de sanación que creé en mi propio proceso de sanación. También te daré ejemplos específicos de creencias que pueden estarte afectando, para que lo uses como lista de verificación en tu propio trabajo.

Descubrir estas creencias puede sorprenderte, pero si abordas el proceso con curiosidad, puede volverse muy entretenido. Pensarás: *¡¿En serio mi loco cerebro creía eso?!* Ahora me considero una detective de creencias, y pronto tú también lo serás.

Qué son las creencias

Quizá estés muy familiarizado con las afirmaciones, que son ideas positivas o declaraciones que se usan para crear un cambio mental positivo. Pero las creencias son ideas que esencialmente son afirmaciones negativas que funcionan de forma opuesta. Una creencia simplemente es un mensaje o idea que crees cierto. Tener una creencia dañina es como repetir un mantra negativo en tu mente cientos de veces al día, uno que tu cuerpo percibe como cierto. Las creencias se basan en los mensajes de otras personas sobre nosotros, nuestras generalizaciones sobre experiencias pasadas, y el significado que interpretamos de esas experiencias. Las creencias no son hechos, pero para tu cerebro y cuerpo sí lo son. Las creencias son esencialmente el mensaje que extraes de una experiencia determinada.

Las creencias son simplemente mensajes sobre cosas que creemos ciertas y son una de las principales causas de ansiedad y uno de los mayores impedimentos para superarla. La gran noticia es que liberar creencias dañinas puede cambiar tu vida. Trabajar con y liberar experiencias dañinas fue quizá la acción más importante que realicé para mi propia sanación y también ha resultado ser esencial para el proceso de sanación de mis clientes. Descubrí muchas creencias de este tipo y, una vez que las liberé, se abrió un camino para sanar que nunca había logrado con nada. De la misma manera en que eliminas tu suscripción a correos que no quieres seguir recibiendo, puedes cancelar tu suscripción a tus propias creencias. ¡Gracias a Dios!

Mike creció en un hogar con una madre que tenía desorden bipolar. Ella era muy impredecible y solía perder la calma cuando Mike la miraba de la manera en que ella describía como "la forma equivocada". De forma comprensible, Mike se volvió muy nervioso y ansioso cuando estaba solo en casa con ella. Pronto aprendió que si se quedaba en su cuarto y se mantenía callado, ella lo dejaría solo y no buscaría pelear. El mensaje o creencia que Mike intuyó de su infancia fue: "estoy más seguro cuando soy invisible". Esta creencia dirigió gran parte de su comportamiento como adulto, en el que siempre intentaba mantenerse fuera de la vista de la gente cuando alguien se mostraba siquiera levemente molesto. Mike solía quedarse callado cuando quería dar una opinión. Pero como realmente creía que estaba más seguro cuando era invisible, tenía miedo, lo cual contribuyó con su ansiedad. Trabajar en esta creencia realmente ayudó a Mike a sentirse más relajado con otros y a poder decir sus pensamientos y opiniones en voz alta siempre que quería.

Analicemos el resumen de la anatomía de una creencia y cómo nos afecta:

- Basándose en nuestras experiencias, nuestra mente subconsciente percibe cierto mensaje o enseñanza a partir de las mismas. (Esto es la creencia.)
- El subconsciente crea reglas que siguen ese aprendizaje. Por ejemplo, esto es bueno o esto es malo, o cuando esto sucede entonces esto otro pasa.
- Esas reglas se convierten en verdades por las que vivimos y acaban regulando nuestro comportamiento y sentimientos a futuro.
- Vivimos según las verdades que autocreamos, lo cual genera unas gafas borrosas a través de las cuales empezamos a vernos a nosotros mismos y a nuestra vida, alterando nuestras percepciones.
- Nos quedamos bloqueados en un círculo en el que nuestra perspectiva parcial se arraiga tanto que nos mantiene bloqueados en ese sistema de creencias, lo cual puede causar ansiedad.

Conforme aprendas sobre las creencias lo más importante a recordar será el no juzgarte o criticarte por tenerlas. No creamos nada de esto a propósito. ¡Simplemente es parte de la vida! Ahora tu trabajo es no concéntrate en el pasado y criticarlo o analizarlo; la meta es corregir lo que no te está funcionando para que puedas avanzar.

El objetivo más importante es liberarte lentamente tanto como puedas de las razones subconscientes a las que tu cuerpo, mente y espíritu se están aferrando con ansiedad. Probablemente encuentres mucho, y eso está bien. Las creencias dañinas pueden estarte deteniendo en muchas formas distintas, pero liberarlas es muy sencillo. Lo increíble es que debido a que las creencias surgen de nuestras experiencias, quizá ya hayas derribado algunas creencias dañinas sin darte cuenta mientras liberabas energía bloqueada de experiencias pasadas. ¡Qué buen extra! Haremos esto paso a paso y de una en una.

Ejemplos del poder de una creencia

Uno de mis ejemplos favoritos del poder de una creencia viene del libro *Biología de una creencia*, escrito por Bruce Lipton.[1] El doctor Lipton es un líder y biólogo internacional cuyas enseñanzas ayudan a unir los mundos de la ciencia y el espíritu. En el libro, cuenta la historia de un médico británico llamado Albert Mason. El doctor Mason utilizaba la hipnosis para tratar las verrugas de un paciente adolescente. Aunque el doctor Mason había tenido éxito utilizando hipnosis con otros pacientes como él, este chico en particular representaba un caso muy difícil. Su pecho era el único lugar de su cuerpo que tenía piel normal. Su primera sesión de hipnosis se centró en el trabajo de un brazo, el cual mejoró después de una semana. Después, el cirujano que también había tratado al adolescente, notificó a Mason que el tejido de su piel no eran verrugas, sino una enfermedad genética mortal. Al utilizar el poder de su mente por medio de la hipnosis para redirigir la mente subconsciente del chico para que aceptara la idea de que su piel podía sanar y lo haría, ocurrió lo imposible: por medio de sesiones de hipnosis que continuaron, la mayor parte de la piel del chico sanó. Hubo un gran cambio en la situación del chico debido tan sólo a que cambió su creencia.

Lo que la hipnoterapia le ayudó a lograr en esta situación fue cambiar únicamente la creencia, no las circunstancias. Esto es lo que haremos con la sustitución. La sustitución no es hipnoterapia, pero funciona de manera similar porque tiene la capacidad de reprogramar la mente subconsciente.

Otro ejemplo es el de los investigadores de la Universidad Victoria en Nueva Zelanda. Lograron engañar a ciento cuarenta y ocho estudiantes para que creyeran que estaban borrachos a pesar de que solamente habían bebido agua tónica con limón. Los investigadores descubrieron que los sujetos que creían que estaban tomando vodka mostraban señales de falta de juicio y reducción de IQ a pesar de que solamente creían que tenían alcohol en su sistema.[2]

---

1 Doctor Bruce H. Lipton, *The Biology of Belief: Unleashing the Power of Consciousness, Matter & Miracles* (Carlsbad, CA: Hay House, 2016).

2 “Being Drunk ‘a Trick of the Mind’”, BBC News, 7 de enero de 2003, < http://news.bbc.co.uk/2/hi/health/2634499.stm>.

Dos tipos de creencias

Hay dos tipos principales de creencias y cada uno contribuye con la ansiedad de alguna manera. La categoría en la que caen tus creencias no es relevante. Simplemente quiero que te hagas a la idea de cómo cada uno de estos tipos puede afectarte. Permíteme explicarlo.

Creencias que generan ansiedad

El primer tipo de creencia es uno que crea o promueve la ansiedad. Éstas suelen ser creencias sobre el mundo o sobre tu vida que te hacen sentir inseguro, impotente y temeroso. Las creencias que crean ansiedad hacen que sientas que el mundo es un lugar temible, que todos y todo está en tu contra, o que definitivamente estás impotente o inseguro.

Las creencias de esta naturaleza constantemente te hacen sentir que algo está mal o que estás en peligro, lo cual dispara la respuesta de tu cuerpo de pelear, huir o quedarte helado. Aunque te daré muchos ejemplos de creencias específicas más tarde en este capítulo, la idea general o el mensaje que este tipo de creencia envía es: "No estoy a salvo", la cual en sí misma es una creencia. Este mensaje puede actuar como afirmación negativa como la que mencioné antes, influyendo en todo lo que haces, piensas y sientes. Recuerda que una creencia simplemente es un mensaje sobre algo, no una verdad. Cualquier cosa que creas que te hace sentir inseguro probablemente genera ansiedad.

Aquí tienes un ejemplo de cómo esta creencia puede entrar en juego. Cuando Jimmy tenía diez años, les dijo a sus padres que odiaba a su hermana menor. A pesar de que evidentemente no fue agradable que Jimmy dijera esto, sus padres se enfadaron mucho y lo castigaron por decirlo. Le gritaron y le dijeron que nunca más debía decir algo así. Conforme Jimmy creció, empezó a tener ansiedad, y sus padres lo llevaron al médico para tratarla. Casi siempre se generaba cuando estaba en una situación en la que tenía que dar su opinión o compartir sus sentimientos. Lo que Jimmy sacó de lo que ocurrió con su hermana fue que compartir sus sentimientos lo metería en problemas o haría que la gente se enfadara. Esto se convirtió en la regla que seguía, lo cual hacía que se aterrara de expresar cómo se sentía.

Acabó creyendo que "cuando comparto mis sentimientos, la gente se enfada conmigo". Esta creencia no sólo le generó ansiedad en sí misma, sino también hizo que le fuera imposible expresar cómoda y seguramente sus emociones, lo cual entonces se convirtió en su fuente de ansiedad.

Creencias que bloquean la sanación

El segundo tipo de creencia es el que bloquea tu sanación. Este tipo de creencia es uno que te hace creer que por alguna razón necesitas la ansiedad. Aunque tu mente consciente está haciendo todo para superar la ansiedad, la mente subconsciente puede estar reteniendo lo que cree que son buenas razones para tener ansiedad y no sanar de ella.

Lo que esto quiere decir es que, a cierto nivel, puedes tener un conflicto interno sobre soltar la ansiedad. Este tipo de conflicto interno es muy común y se da cuando una parte de nosotros quiere cambiar pero la otra (normalmente el subconsciente) no quiere cambiar porque cree que el cambio es peligroso o negativo para nosotros de alguna manera.

Si tienes creencias que están bloqueando tu sanación, puedes tener un patrón en el que te sientes peor cuanto más intentas sentirte mejor. Quizá empieces a mejorar pero de repente recaes, o luchas contra el autosabotaje y te cuesta trabajo ayudarte a ti mismo.

La mente subconsciente puede tener una programación que nos hace creer que la ansiedad es mejor para nosotros que el hecho de estar libres de ella porque nos mantiene a salvo, nos permite hacer o no hacer algo, y más. Esto quiere decir que tú puedes ser el mayor obstáculo para poder superar la ansiedad. Esto no es tu culpa y, de nuevo, es muy común. No hay motivo para angustiarte por este tipo de revelación. Descubrir este tipo de información es bueno porque puede cambiarte la vida.

Susan siempre había temido responder preguntas frente a su grupo. Era tímida desde que tenía memoria y le incomodaba ser el centro de atención. No obstante, en cuarto año la obligaron a recitar un poema en una asamblea escolar. Justo antes de que fuera su turno, se sintió mareada y nauseabunda. No fue sino hasta que fue mayor que logró identificar lo que había experimentado como un ataque de pánico en todo su esplendor. Cuando su maestra la vio llorando y evidentemente sintiéndose mal, corrió hacia ella y la llevó a la enfermería. Susan se sintió aliviada al no tener que subir al escenario. Tomó esa experiencia y quizá subconscientemente la interpretó como que el hecho de tener un ataque de ansiedad puede excusarte de tener que hacer cosas que te asustan. Esto se convirtió en su regla de vida, o nueva creencia: "Necesito la ansiedad para estar a salvo". Aunque de forma consciente Susan no quería tener ataques de ansiedad, su mente subconsciente sabía que esta reacción la podía proteger, así que eso se convirtió en su respuesta de cajón para no tener que ser el centro de atención.

En ambos ejemplos la manera en que una niña de primaria veía el mundo se quedó hasta su edad adulta. Esto no sucede con cada experiencia que tienes, así que no necesitas preocuparte de tener que deshacer todo lo que alguna vez aprendiste. No es culpa de nadie que se formen estas creencias, así que por favor no te enfades con tus padres y maestros por cada creencia que descubras. Las creencias simplemente son parte del ser humano. Sólo necesitas abordar los mensajes o creencias que ya no te funcionan. Sanar de la ansiedad depende en parte de des-aprender o des-creer cualquier cosa que te esté bloqueando para que puedas estar en calma y relajado. La manera en que tu yo de siete años veía las cosas podía estar bien cuando tenías siete, pero a menos que dejes que un niño de siete años dirija tu vida ahora (¡¿te lo imaginas?!), definitivamente es momento de actualizar tus registros mentales.

Identifica tus creencias

Ahora pasaremos a algo verdaderamente importante: descubrir qué creencias te están afectando. Te recordaré que hay un montón de creencias en las que debes trabajar. Estamos hablando de montañas y montañas y montañas de ellas. Pero no te preocupes, no necesitas apresurarte ni liberar hasta la última de ellas para poder sanar. Sólo necesitas reducir esa pila. Liberar incluso una creencia puede hacer una gran diferencia en tu vida.

Por lo general, las creencias se construyen en torno a algunos conceptos usuales:

Seguridad ***(no es seguro sanar).*** Si parte de nosotros no cree que es seguro sanar de la ansiedad, puede bloquear todo esfuerzo que hagamos para superarla. Éste es el bloqueo que veo con más frecuencia, a pesar de parecer muy ilógico, considerando que la ansiedad suele asociarse con sentirnos inseguros. Pero hay muchas maneras en las que también puede protegernos.

Merecer ***(no merezco sanar).*** Este bloqueo es muy común y radica en no creer que realmente merecemos estar sanos y felices. Tiene que ver con la autoestima y con no sentirse como alguien que vale la pena.

Capacidad ***(no puedo sanar sin importar qué haga).*** Este bloqueo está relacionado con todas las razones que creemos que no nos permiten sanar, tales como no tener suficiente dinero, energía, recursos, etcétera.

Disposición ***(no quiero sanar).*** Se relaciona con la idea de no estar dispuestos a hacer lo que se requiere para sanar, en cuestión de energía, financiera, o de cualquier otro tipo. Este bloqueo suele relacionarse con el trabajo que requiere sanar. Esta creencia no se basa en flojera, pero suele provenir de carecer de ganas después de haber pasado mucho tiempo atrapado en el mismo reto.

Estar listo ***(no estoy preparado para sanar).*** No sentirse listo para sanar puede influir cuando sentimos que las cosas cambiarían demasiado rápido o que necesitamos hacer más antes de estar listos para regresar a la vida.

Posibilidad ***(es imposible sanar).*** La sensación de que no es posible sanar suele venir de profesionales médicos que intentan ayudarnos. Escuchar que tenemos el "caso más severo" de algo o que nuestro problema es "incurable" suele fortalecer este tipo de creencias. Este bloqueo se construye en torno a creer que nuestras circunstancias son demasiado malas como para poder sanar.

Querer ***(no quiero sanar).*** No querer sanar suele provenir de tener una ventaja en nuestro reto. Todo lo que percibimos como negativo en nuestra vida (como una enfermedad) también tiene un aspecto positivo (un beneficio). A veces, incluso a nivel meramente subconsciente, el beneficio que obtenemos de un reto evita que queramos superarlo.

Lista de creencias comunes

Esta lista de creencias dañinas que pueden bloquear la sanación abarca muchos de los conceptos principales que te acabo de presentar. Debe ser un punto inicial para ayudarte a generar una lluvia de ideas. Por ahora, quiero que comprendas cuántas ideas bobas puede tener tu cerebro, así que te ilusionará toda la liberación que podrás hacer en poco tiempo. La siguiente lista te abrirá los ojos a las posibilidades de creencias absurdas que pueden estar manteniéndote bloqueado. Si quieres, puedes poner una estrella o palomear las creencias con las que quieres trabajar después. Recuerda que estas creencias pueden ser las que están *creando ansiedad* (esencialmente te generan algún tipo de estrés) o las que *evitan que sanes* (haciéndote sentir que tener ansiedad es mejor, por algún motivo, que sanar de ella), o una combinación de ambas.

Con la lista de creencias, lo ideal es acomodar las palabras según tu situación específica para ajustarla lo más que puedas. Por ejemplo, algunas de las creencias que yo he sugerido son bastante generales, por ejemplo: "necesito tener ansiedad". Si puedes añadir un "porque..." y profundizar un poco (ejemplo: "porque es la única forma en que puedo decir que no"), será incluso más poderosa para tu sanación.

- Necesito la ansiedad.
- El mundo no es seguro.
- No soy suficientemente bueno.
- No merezco la salud y la felicidad.
- La gente me odiará si comparto mis opiniones/sentimientos.
- Me harán sentir ridículo si ______.
- Nadie me quiere.
- Todo es culpa mía.
- Soy demasiado sensible como para estar en el mundo.

- Estoy roto.
- No soy alguien a quien se pueda amar.
- Siempre tomo la decisión equivocada.
- Cuando las cosas me empiezan a ir bien, algo malo sucede.
- Si hago lo que quiero, otras personas serán infelices.
- Tener salud y felicidad al mismo tiempo es imposible.
- Solamente me amarán si soy perfecto.
- Debo retener todas mis emociones.
- Si hago algo bueno por mí, otra persona se molestará.
- La ansiedad es mi castigo por haber hecho algo malo en el pasado.
- Tener ansiedad es mi única excusa legítima para quedarme en casa.
- Tener ansiedad es la única forma que tengo de decir que no.
- La ansiedad me permite no socializar.
- Solamente me amarán/cuidarán si tengo ansiedad.
- Necesito la ansiedad para sentirme seguro porque _____.
- No es seguro expresar mis emociones.
- No es seguro ser mi verdadero yo.
- No merezco relajarme.
- Merezco la ansiedad por algo que hice en el pasado.
- No merezco el amor.
- No importo.
- No valgo.
- Nada me saldrá bien.
- Todos los demás pueden sanar, pero yo no.
- Superar la ansiedad es imposible.
- Superar la ansiedad conllevará demasiado trabajo.
- Necesito esta ansiedad para cubrir mis necesidades.
- Si sano, simplemente volverá.
- Acabaré quedándome solo si sano. (La gente solamente se queda porque tengo ansiedad.)
- No es seguro relajarse.
- No es seguro ser feliz.
- Querré dejar mi relación si sano.
- Solamente puedo sanar teniendo más apoyo.

- Solamente valgo cuando ______ (soy perfecto, hago cosas por los demás, etcétera).
- Solamente puedo sanar con más dinero.
- Si mejoro y aun así no encuentro pareja, no tendré excusa.
- Sanar comprobaría que esto fue mi culpa desde el inicio.
- Seré demasiado vulnerable si sano.
- No tendré nada que hacer si sano.
- No tiene sentido sanar. (No tengo un propósito por el que valga la pena sanar.)
- Debo perdonar a otros para poder sanar y entonces ellos quedarán libres.
- Perderé mi identidad si sano.
- Me he perdido demasiado de la vida como para ponerme al corriente.
- Tengo que cumplir las expectativas de otros (o las mías).
- Tengo que ser perfecto.
- Voy a desilusionarme.
- No sé cómo sanar.
- Tengo que ser más fuerte si sano.
- No soy suficientemente fuerte para sanar.
- No tengo lo que se requiere para sanar.
- Soy demasiado sensible para sanar.
- Soy demasiado delicado para sanar.
- Soy delicado o soy sensible.
- No puedo con la vida.
- Necesito esta ansiedad como distracción (de mi vida infeliz, mi matrimonio, mi trabajo, etcétera).
- Será injusto para otras personas que aún sufren el que yo sane.
- Mi vida cambiará si sano (y eso me aterra).
- Heriré los sentimientos de mi médico/familia/amigos si no sano a su manera.
- Tengo que ser exitoso si logro sanar.
- Tendré que dejar una relación no saludable si sano.
- Cuesta demasiado trabajo y no me queda energía para sanar.
- Perderé mis beneficios financieros si sano.

- Quizá pierda mi sistema de apoyo si sano.
- De todas maneras nada funcionará.
- La gente solamente cree que sufro de dolor cuando me ven sufriendo.
- Siempre he tenido este problema y siempre lo tendré.
- Todos los demás son más inteligentes que yo, así que es más fácil para ellos.
- Estoy demasiado dañado como para sanar.
- Alguien tiene que sufrir, y quizá ése deba ser yo.
- Solamente puedo crecer espiritualmente cuando estoy sufriendo.
- Mejorar cambiará mi relación con alguien a quien amo.
- Mi vida será demasiado estresante si estoy sano.
- Tendré que ser sociable si sano.
- No tendré excusa si fracaso o dejo de hacer algo en caso de sanar.
- Tendré que vivir todo mi potencial si sano.
- Nadie me curará si sano.
- Tendré que saber qué hacer con mi vida si sano.
- Tendré que tener intimidad con mi pareja si sano.
- Tendré que estar presente para mis hijos si sano.

¿Empiezas a notar que nada está fuera de posibilidad en cuanto a creencias? Bien. Eso te ayudará muchísimo en este proceso.

Opcional: Test muscular para identificar y confirmar creencias

Aunque no es necesario, si quieres confirmar si ciertas creencias contribuyen con tu ansiedad, haz un test muscular. Simplemente di una creencia de la lista previa y haz el test. Recuerda, tu cuerpo te dirá qué es verdad para ti. Si esa creencia no te está funcionado, es algo que necesitas liberar o cambiar, lo cual haremos en un momento.

Hacer el test muscular para ver si tienes una creencia puede ser algo así:

Di en voz alta: *Todos los demás pueden, pero yo no.*

Si tu cuerpo se inclina hacia el frente utilizando el test de pie o tus dedos se mantienen firmes en el test de aro en O, quiere decir que es verdad para ti. Si tu cuerpo se inclina hacia atrás en el test de pie o tus dedos se debilitan en el test de aro en O, entonces tu cuerpo te está diciendo que eso no es cierto para ti, y puedes pasar a la siguiente creencia para hacer el test. Por favor considera que no está de más liberar una creencia por si acaso. Así que si no puedes hacer el test muscular pero crees que te aplica, libérala para estar seguro.

Simplemente necesitas elegir una creencia para empezar el proceso de liberación. Puedes volver y trabajar en el resto después. De nuevo, no necesitas intentar crear un sistema organizado para abarcar todas. Sigue tu intuición y libera las creencias conforme te lleguen (pero anótalas por si las piensas más rápido de lo que las logras liberar).

Utiliza la técnica de sustitución para liberar creencias

La sustitución es una técnica sencilla que libera creencias sacándolas suavemente de la mente subconsciente.

Como sabes, la programación de la mente subconsciente puede ser bastante necia. Lo que está ahí bloqueado es resultado de muchas cosas que te han convencido de creer ciertas ideas. Lo bueno es que las mentes consciente y subconsciente están diseñadas para trabajar en conjunto, como un sistema de pareja. Eso nos permite utilizar por completo nuestra mente consciente (la parte de nosotros que de manera consciente quiere sanar) e influir sutilmente en la mente subconsciente para que suelte viejas creencias, percepciones y más.

La sustitución nos permite reprogramar la mente subconsciente por medio de un guion de conversación muy sencillo. Utilizaremos las palabras específicas que creé para hacerlo. La sustitución *no* es hipnosis, pero sí relaja el cuerpo y el cerebro lo suficiente como para poder cambiar su programación. Por ese motivo, algunas personas se relajan mucho o se sienten un tanto idas al usar la sustitución. De todas maneras estarás en control total todo el tiempo.

Incluí la frase *Ahora estoy libre...* en casi todas las oraciones de la sustitución. Esta frase es clave para todo el proceso. La libertad es un deseo humano natural, y no es lógico que un ser humano se resista a ella de alguna manera. Incluso la mente subconsciente que es necia, no se resiste a ella.

Te sugiero grabar estas frases en tu teléfono para que puedas relajarte completamente mientras las escuchas y las repites. Con esta técnica, puede ser que notes que tu mente se distrae. Simplemente deja que lo haga, ya que hay dos motivos para ello. Puede ser señal de que hay energías asociadas con esos pensamientos que están intentando liberarse o puede ser indicador de que estás en un estado profundo de reprogramación que va más allá de tu mente consciente, así que déjala libre para que piense o se distraiga.

Bostezar, suspirar, sentir escalofríos, sentir emotividad, eructar, que tu estómago haga ruidos y otras señalas además de éstas son buenos indicadores de que se está moviendo la energía. También es posible que no sientas nada, lo cual está bien.

La sustitución aborda aquello que se necesita para reprogramar exitosamente estas creencias:

Reconoce. Necesitamos reconocer que tenemos esta creencia y que ya no nos está funcionando. Quizá a estas alturas hayas notado un patrón —el simple hecho de reconocer tus emociones, creencias y patrones es una parte importante de soltarlos—.

Confía. Al igual que nosotros, la mente subconsciente responde de manera más positiva cuando la tratamos con amabilidad y compasión, como lo haríamos con un amigo. Necesitamos que la mente subconsciente esté de nuestro lado para que esto funcione. Eso quiere decir que tiene que sentirse suficientemente segura para relajarse y estar dispuesta a liberar viejas creencias.

Sustituye. Esto quiere decir que necesitamos reemplazar una vieja creencia dañina con una nueva y más saludable. La última parte de la sustitución nos permite instalar una creencia positiva para avanzar con ella. Es bastante increíble poder elegir algo que preferimos creer y dárselo a la mente subconsciente como una mejor opción.

El guion de la sustitución

Empieza colocando las manos sobre tu corazón para conectarte con tu yo interior o yo superior. Ahora, simplemente repite el guion lenta y conscientemente, respirando entre cada frase o línea. No te apresures a lo largo del proceso, es más efectivo avanzar lentamente cuando trabajas con la mente subconsciente.

Aunque tengo esta creencia ______ (di la creencia), reconozco que ya no me funciona.
Ahora soy libre para agradecerle por servirme en el pasado, cuando tal vez realmente la necesitaba.
Ahora soy libre para liberar toda resistencia a soltarla.
Ahora soy libre para liberar todas las ideas de que necesito esto para sentirme seguro.
Ahora soy libre para liberar todas las ideas de que lo necesito por cualquier motivo.
Ahora soy libre para liberar todos los sentimientos de que no merezco soltarla.
Ahora soy libre para liberar todas las causas conscientes y subconscientes de esta creencia.
Ahora soy libre para liberar todos los patrones, emociones y recuerdos conectados a ella.
Ahora soy libre para liberar todas las energías generacionales o de vidas pasadas que la mantienen bloqueada.
Todo mi ser está sanando y liberando esta energía ahora, incluyendo cualquier respuesta de estrés almacenada en mis células.
Sanando, sanando, sanando.
Liberando, liberando, liberando.
Ahora es momento de instalar la creencia de que _____ (inserta una creencia positiva en este espacio. Puede ser lo opuesto a la creencia que estás liberando o simplemente una declaración positiva general, tal como "puedo estar en calma y ser libre").
Instalando, instalando, instalando.
Y así queda hecho.

Cuando acabes, respira profundamente un par de veces. Te sugiero repetir el guion unas cuantas veces seguidas (empieza con dos). Si usas el test muscular, confirma que hayas liberado la creencia por completo diciéndola de nuevo en voz alta, y ve si tu cuerpo aún resuena con ella o concuerda con ella. Si es así, sigue usando la sustitución. Si ya no es cierta para ti, entonces ¡bravo! ¡Ya acabaste!

Si por algún motivo la creencia no se liberó por completo, no te preocupes. Simplemente puedes repetir la sustitución de nuevo y volver a hacer el test. Este proceso puede tardar unas cuantas rondas en las que tienes que tener una intención calmada, deliberada y concentrada.

Consejo: La sustitución también se puede usar de manera efectiva para liberar capas de energía que contribuyen con la ansiedad. En lugar de insertar una creencia en las frases, puedes decir algo así: Aunque tengo esta ________ (ansiedad, miedo de estar solo, pulso acelerado, etcétera), reconozco que ya no me funciona. Luego ve que el resto de las frases se adapten a tu intención específica y repítelas varias veces.

Maneras adicionales de liberar creencias

Aunque la sustitución es una manera sencilla y efectiva de liberar creencias, quizá estés empezando a notar que hay varias maneras de trabajar con cada aspecto de tu sanación. Aquí tienes unas maneras adicionales de trabajar con creencias y que yo considero muy poderosas. Siéntete libre de combinar las técnicas, como yo suelo hacer, o simplemente elige tu favorita y quédate con ésa.

Utiliza el golpeteo para la creencia

En mi trabajo con clientes y conmigo misma suelo trabajar en la liberación de creencias utilizando también la TLE o golpeteo de chakras. ¡Es muy sencillo! Puedes hacerlo en lugar de la sustitución o como otra forma de abordarla. Para usar el golpeteo para liberar creencias, simplemente crea la declaración de base y di la creencia en la parte en que tú añades lo que consideras a la línea en blanco (mientras haces golpeteo del punto de golpe de karate). Luego, mientras das los golpecitos en el resto de los puntos y te desahogas, habla de esa creencia (cómo te hace sentir, de dónde pudiste haberla adquirido, y más). También puedes decir la creencia en voz alta mientras haces golpeteo en caso de que te cueste trabajo comprender de qué debes hablar. Al usar el golpeteo para liberar creencias, básicamente estarás usando el mismo proceso como cuando trabajas con experiencias no procesadas, pero estarás enfocándote en una creencia en lugar de una experiencia.

Encuentra una experiencia no procesada que esté relacionada

Con la mayoría de las creencias, el único requisito para liberarlas de nuestro cuerpo es simplemente reconocer la creencia en sí misma. Para otras creencias, nos puede convenir liberar la energía conectada con el punto de origen de la creencia, posiblemente una experiencia no procesada del pasado. Recuerda, nuestras interpretaciones de experiencias pasadas es de donde sacamos los mensajes que luego se convierten en creencias (reglas) y luego determinan la forma en que vivimos.

La mejor manera de saber si es necesario liberar una experiencia relacionada no procesada es a través del test muscular. Si aún no dominas el test muscular, no te preocupes. Te daré una alternativa para trabajar con experiencias no procesadas conectadas con tus creencias.

Aquí tienes lo que debes preguntar utilizando el test muscular: *¿Sería beneficioso liberar una experiencia no procesada que ayudó a crear la creencia de que ____ (di la creencia)?*

Si obtienes un "sí", tu cuerpo te está diciendo que hay más energía que te convendría liberar. En este momento puedes regresar al capítulo 7, donde aprendiste cómo identificar y liberar experiencias no procesadas. Utiliza el método para descubrir experiencias no procesadas, pero altera la pregunta de test muscular para mencionar la creencia con la que estás trabajando. Quizá preguntes algo como esto: *¿Esta creencia está relacionada con una experiencia de cuando tenía cero a veinte años?* Y así en adelante, hasta que identifiques la edad y la experiencia. Básicamente estarás regresando para descubrir en qué momento tu cuerpo se hizo a la idea de que esta creencia era cierta.

Si aún estás trabajando en dominar el arte del test muscular y no sientes todavía tanta confianza al hacerlo, de todas maneras puedes encontrar una experiencia relacionada. Hazlo pensando en experiencias pasadas que quizá estén conectadas con la creencia que quieres liberar. Puedes hacerte la pregunta: *¿Hay una experiencia de mi pasado que puede haber ayudado a enviarme el mensaje de esa creencia?* Lo común es que aparezca algo. Luego lo liberarás de la misma manera en que lo harías con cualquier experiencia no procesada.

Utiliza el test y golpeteo del timo

Como las creencias vienen de las experiencias, y las emociones bloqueadas suelen estar conectadas con experiencias, aquí tienes un pequeño truco: Utiliza el test y golpeteo del timo para liberar emociones relacionadas con la creencia en la que estás trabajando. Utiliza el test muscular y la lista de emociones no procesadas del capítulo 6, preguntando a tu cuerpo: *¿Puedo encontrar y liberar una emoción bloqueada relacionada con la creencia de que _____ (di la creencia)?* También puedes usar otro método para identificar emociones del capítulo 6, que es deslizando tu dedo sobre la lista.

No es absolutamente necesario trabajar con una experiencia no procesada relacionada con una creencia, pero sí te puede ayudar a liberar la energía detrás de la creencia de manera más completa para obtener mejores resultados.

Cómo están conectadas las emociones, experiencias y creencias

Ahora comprendes bien cómo te afectan las emociones bloqueadas y las experiencias no procesadas (en los capítulos 6 y 7). También puedes ver cómo las creencias pueden provocar ansiedad y bloquear tu sanación. Para juntarlo todo, permíteme mostrarte la relación tan fuerte que tiene todo esto y por qué trabajar en todos estos aspectos en tu proceso de sanación también puede transformarte. Quisiera recordarte que no hay manera perfecta u organizada de hacerlo. El proceso depende de trabajar en lo que sea que pienses que debas trabajar, y saber que en general todo está más interrelacionado de lo que crees. No hay necesariamente una manera lineal, paso a paso, en la que debas hacerlo, aunque podrás usar la guía de protocolos para la sanación de la ansiedad en el capítulo 9 para darte ideas que puedes seguir para tu liberación.

Sandy era nueva en el trabajo de energía cuando llegó conmigo con ansiedad que describía como "siempre sentir que temblaba por dentro". Había crecido con un padre alcohólico y me dijo que siempre había estado al borde por las mañanas porque era a esa hora cuando él se estresaba más. Como no podía beber por la mañana porque tenía que irse a trabajar, su frustración lo hacía desquitarse con sus familiares.

Sandy nunca se había sentido relajada en casa de niña. Siempre se había asegurado de portarse de lo mejor, sin llamar la atención. Ahora, a los quince, nunca se sentía relajada. Esto quería decir que su sistema nervioso siempre estaba alterado y que vivía en modo pelear, huir o quedarse helado.

Siempre estaba al límite, en especial por la mañana. He escuchado diferentes versiones de esta historia de muchos de mis clientes, y creo que la mayoría de nosotros se puede relacionar con ella de una manera u otra, incluso si no crecimos con un padre alcohólico. El crecer con inestabilidad —un padre enfermo, un padre desempleado, etc.— puede generar una reacción similar.

Primero, enseñé a Sandy sobre la respuesta de pelear, huir o quedarse helado y de cómo su sistema nervioso se beneficiaría mucho de que lo reentrenara, lo cual aprendiste en el capítulo 4. Empezó a hacer ejercicios a diario.

El cuerpo de Sandy aún estaba guardando emociones bloqueadas, lo cual hacía que las sintiera todo el tiempo, disparando la respuesta de pelear, huir o quedarse helado casi de manera constante. Las mañanas eran los momentos de mayor ansiedad, ya que su cuerpo aún guardaba energía emocional asociada con esa hora del día. ¡El cuerpo es muy inteligente!

Sandy y yo empezamos a hacer algo de trabajo utilizando las técnicas que aprendiste en los capítulos previos. Utilizamos el test y golpeteo del timo para liberar emociones relacionadas con su padre, con las mañanas y con sentirse insegura. También usamos la TLE para trabajar en unas cuantas emociones del pasado que permanecían muy presentes en su mente, en particular esas temibles mañanas. Pero tenía unas creencias dañinas, o reglas, que seguía y que también necesitábamos abordar.

La primera creencia dañina que descubrimos y liberamos fue: "No estoy segura por la mañanas". Eso era cierto para Sandy cuando era joven, y aún lo creía como mujer adulta. La segunda creencia era: "Si soy perfecta, las cosas estarán bien". De nuevo, eso era cierto para ella cuando era pequeña porque si no hacía ruido ni alborotaba, su padre la ignoraba. No obstante, es imposible ser perfecto, así que cualquier error de su parte como adulta la hacía sentir gran ansiedad y la hacía creer que algo malo sucedería.

Además de eso, Sandy resonaba con la creencia de que "la ansiedad me mantiene a salvo". Como había sentido tanta ansiedad al estar cerca de su padre, había estado demasiado consciente de sus acciones y podía evitar que él la molestara. La creencia de que "la ansiedad me mantiene a salvo" quizá es la que observo con mayor frecuencia. Esto siempre sorprende a los clientes porque la ansiedad suele hacernos sentir inseguros, al menos de forma consciente.

Estas creencias que acabo de describir le generaban ansiedad a Sandy y bloqueaban su posibilidad de sanar. Me mandó un correo un par de semanas después sorprendida de que esas creencias la hubieran estado manteniendo tan bloqueada. Dijo que nunca se había sentido tan bien como después de haberlas liberado. Sospecho que las creencias que liberamos eran simplemente la gota que derramó el vaso, por decirlo de una forma. Todas las emociones bloqueadas y experiencias no procesadas que liberó también fueron muy importantes. Una vez más, los descubrimientos que hacemos no tienen que ser enormes, pero el peso de liberarlos de uno en uno, conforme se nos revelan, pueden ser de gran ayuda.

Al principio puede parecer abrumante descubrir qué creencias tienes, ¡pero básicamente te pasas todo el día recitando tus creencias! "Nunca tendré éxito." "Esta ansiedad arruinará mi vida." "Tengo que ser perfecto o madre no me querrá." Y Sandy y yo hubiéramos tenido éxito incluso si hubiéramos trabajado con otras creencias. ¡Siempre y cuando estés liberando energía emocional vieja, estarás progresando!

Para poder hacer que tu cerebro piense sobre creencias relacionadas con experiencias no procesadas en específico, pregúntate: "¿Qué mensaje saqué de esa experiencia, o qué puedo creer ahora debido a ello?" No lo olvides, tienes una larga lista de creencias que te di al inicio de este capítulo con las que puedes trabajar.

Resumen

Las creencias no son hechos, sino simplemente la manera en que vemos las cosas basándonos en nuestras experiencias y nuestras interpretaciones de las mismas. Gran parte de la información de nuestra vida reside en la mente subconsciente y define nuestro comportamiento y nuestra realidad.

Las creencias pueden provocar ansiedad y bloquear nuestra sanación de la misma. Lo difícil es que quizá no estés consciente de esto. Pero ahora que lo sabes, puedes cambiarlo.

Utilizar la técnica de la sustitución es una forma muy efectiva de transformar estas creencias. Además de trabajar con la creencia en sí misma, es muy útil liberar cualquier emoción bloqueada y liberar cualquier experiencia no procesada que creas que pueda estar relacionada con ella. Al utilizar este enfoque no sólo estarás trabajando con la creencia sino también con otras energías que contribuyeron con esa creencia de inicio, lo cual ayuda a la liberación más profunda posible.

Sección IV

* * * * * * * * * * * * * * *

Pon todo en orden

Capítulo 9

* * * * * * * * * * * * * * *

Guía de protocolos para la sanación de la ansiedad

Ahora sabes bastante sobre el enfoque energético para curar la ansiedad. En este capítulo uniremos todo lo que has aprendido para que puedas verlo de manera más global.

Recuerda, sanar de la ansiedad se da cuando te concentras en estas cinco cosas:

- Calmar y reentrenar tu cuerpo
- Manejar tus sentimientos
- Liberar emociones bloqueadas
- Liberar experiencias no procesadas del pasado
- Cambiar creencias dañinas

Siempre y cuando estés trabajando para abordarlas, poco a poco, estarás sanando de la ansiedad. Tu tarea es seguir trabajando con esas técnicas hasta que llegues a la meta más amplia de lograr un tú más relajado y feliz.

En este capítulo analizaremos todas las herramientas y procesos que ya conoces de los capítulos anteriores. También te daré varias ideas en concreto sobre cómo usarlas.

Como ya te he dicho, no hay necesidad de seguir un orden específico para saber qué energías trabajar para sanar de la ansiedad.

Sólo ponte a trabajar con cualquier problema que sientas que debes explorar. Puedes hacer el test muscular para saber con qué es mejor empezar a trabajar, luego saltar de una cosa a otra, o simplemente dar inicio en concreto. ¡Todo funciona!

Ejemplos de protocolos para la sanación de la ansiedad

Aquí tienes unos protocolos generales de punto de inicio para que puedas ver con facilidad cómo puedes tomar todo lo que has aprendido y usarlo en conjunto. Estos protocolos son algunos que he creado a partir de diferentes partes de lo que sabes y combinándolas para ti. Siéntete libre de extenderte y modificar cualquiera de estos protocolos para cubrir tus necesidades.

Muestra de Protocolo A

- Haz el test muscular para ver si tu cuerpo cree que necesitas la ansiedad. Si recibes un sí, pregúntate por qué puede ser así. Libera la creencia de "necesito la ansiedad porque ______", utilizando la sustitución unas cuantas veces. Si tienes múltiples creencias relacionadas con necesitar la ansiedad, libera cada una. Puedes usar la TLE o el golpeteo de chakras en vez de la sustitución, según lo prefieras.
- Utiliza la TLE o golpeteo de chakras para trabajar en cómo te sientes respecto a la ansiedad.
- Ve si se te ocurre alguna experiencia del pasado en la que te sintieras de la misma forma en que te sientes ahora respecto a la ansiedad. Por ejemplo, si estás triste por estar sintiendo ansiedad, ¿en qué otro momento de tu vida puedes pensar en relación con estar triste? Utiliza la TLE para liberar la experiencia, ya que es posible que las dos estén familiarizadas de alguna manera.
- Piensa en lo que sucedió justo antes de que empezara la ansiedad (normalmente hasta dos años antes). Utiliza la TLE o golpeteo de chakras para esas experiencias.
- Utiliza el test y golpeteo del timo para liberar emociones que contribuyen con la ansiedad. Repítelo en varias sesiones.

- Libera algunas creencias como: "No estoy seguro en el mundo" y "No merezco la salud y la felicidad". Analiza la lista que te di en el capítulo 8 y sigue trabajando en creencias. Puedes usar la sustitución, la TLE o el golpeteo de chakras para esto.

Muestra de Protocolo B

- Libera la creencia de que "tengo que reprimir mis emociones" utilizando la sustitución unas cuantas veces. Puedes usar la TLE o el golpeteo de chakras en lugar de la sustitución, si lo prefieres.
- Utiliza el test y golpeteo del timo para liberar emociones que detonan la respuesta de pelear, huir o quedarte helado. Repítelo a lo largo de varias sesiones.
- ¿Hay alguna experiencia que sientas que nunca hayas soltado de tu pasado, en especial antes de que apareciera la ansiedad? Utiliza la TLE o el golpeteo de chakras para liberarla.
- Utiliza el golpeteo subconsciente para liberar la energía de la ansiedad. Repítelo a lo largo de varias sesiones o incluso a diario.
- Piensa en cómo te sirve la ansiedad. ¿Temes soltarla? Por ejemplo, ¿te ayuda decir que no a cosas a las que de otra forma te sentirías presionado a decir que sí? Utiliza la TLE para hacer golpeteo sobre cómo te sirve para poder liberar esa energía.

Directorio de técnicas y formas de usarlas

Aquí tienes un directorio de técnicas para que puedas usarlas para sanar de la ansiedad, incluyendo cuándo y cómo usarlas, además de dónde puedes encontrarlas en el libro.

Técnicas para calmar la respuesta de pelear, huir o quedarse helado

Capítulo 4. Calma y reentrena tu cuerpo

Las técnicas que aprendiste en el capítulo 4 son indispensables para sacar a tu cuerpo del modo pelear, huir o quedarte helado (es decir, el modo de pérdida de control) y en modo sanación. Hacer estas técnicas a diario y con constancia es la clave.

Aquí tienes otras maneras increíbles de aplicar las técnicas para calmar y reentrenar tu cuerpo que aprendiste en ese capítulo:

- Úsalas cuando te sientas demasiado disperso como para concentrarte en hacer trabajo de energía.
- Aplícalas en el momento si sientes pánico o sientes una emoción intensa.
- Utilízalas como herramienta inmediata para resetear y asentar tu energía, como lo harías si usaras respiración profunda o meditación.
- Practícalas antes de usar otras técnicas para ayudar a que tu liberación se dé con mayor facilidad.
- Hazlas antes de ir a un lugar lleno de gente o que te reúnas con personas que te detonan, para fortalecerte y proteger tu energía.

Test y golpeteo del timo

Capítulo 6. Liberación de emociones bloqueadas

Utiliza el test y golpeteo del timo para liberar emociones en las siguientes categorías. Recuerda, hay muchas emociones en tu cuerpo. Cada persona puede tener miles, pero no necesitas liberarlas todas para poder ver una mejora. Utilizar el test y golpeteo del timo puede producir resultados casi inmediatos, pero trabajarlo a largo plazo debe considerarse como una maratón, no un *sprint*. Simplemente repasa la lista de emociones no procesadas del capítulo 6 (página 125) y pregunta por medio del test muscular: *¿Puedo encontrar y liberar una emoción que…*

- *contribuye a la ansiedad?*
- *hace que me cueste trabajo sanar de la ansiedad?*
- *se relaciona con una edad específica en mi vida?* (Si recibes un sí, tendrás que usar el test muscular para identificar la edad precisa o una cercana.)
- *se relaciona con una experiencia específica de mi pasado?* (Si recibes un sí, necesitaras hacer test muscular para identificar la edad y descubrir qué sucedió en esa época.)

- *es provocada por una persona particular en mi vida?* (Si recibes un sí, necesitarás hacer test muscular para identificar a la persona o elegir a una persona para trabajar en la energía que la rodea.) Por favor considera que esto no es una excusa para culpar a nadie. Una persona puede estar detonando energía vieja del pasado, incluso de algo que sucedió mucho tiempo antes de conocerla.
- *relacionada con un lugar en específico?* (Si recibes un sí, necesitarás hacer test muscular para identificar el lugar o elegir un lugar con el que puedas trabajar. Por ejemplo, puede ser la casa donde vivías de niño, un lugar en el que trabajaste, una ciudad en específico, etcétera.)

Nota: Si no puedes hacer el test muscular por algún motivo, utiliza el otro método descrito en esa sección deslizando el dedo sobre la lista para identificar las emociones específicas que necesitas liberar. (Ve la opción B en la página 126.)

Técnica de liberación emocional (TLE) y golpeteo de chakras

Capítulo 5. Maneja tus sentimientos

La TLE y el golpeteo de chakras son dos excelentes técnicas para ayudarte a procesar y liberar energía vieja del cuerpo. Puedes usar el golpeteo de las siguientes maneras:

- Para trabajar cómo te sientes en un momento determinado (el golpeteo es una manera maravillosa de liberar estrés, tensión y ansiedad cuando aparecen).
- Para trabajar con cómo te sientes *respecto a* la ansiedad (por ejemplo, frustrado, molesto, angustiado, etcétera).
- Para liberar experiencias no procesadas de tu pasado.
- Para liberar creencias (como alternativa o además de usar la sustitución).

La sustitución
Capítulo 8. Cambiar creencias dañinas

La sustitución es un guion de golpeteo poderoso pero amable que te ayuda a usar la relación entre tus mentes consciente y subconsciente para liberar energía vieja. Con esta técnica sacarás suavemente energías que ya no te sirven e instalarás algo positivo. Puedes llenar la línea al inicio del guion con cualquier cosa que quieras liberar, incluyendo lo siguiente:

- Una creencia.
- Miedos específicos.
- Energía relacionada con una persona específica, un lugar o una cosa (por ejemplo, energía relacionada con el trabajo, con mi casa de la infancia, con ascensores, etcétera).
- Cualquier declaración general relacionada con la ansiedad (por ejemplo, las causas de la ansiedad).
- Un problema en específico (como la ansiedad).
- Un síntoma físico de la ansiedad (por ejemplo, pulso acelerado).

Utiliza el test muscular para elegir una técnica

Una vez que te sientas cómodo con todas las técnicas del libro, es divertido usar el test muscular para determinar cuáles son más beneficiosas para ti dependiendo de aquello con lo que estés trabajando. Como viste en este capítulo, hay muchas maneras de usar cada técnica. Por supuesto que puedes elegir aquella con la que quieras trabajar, pero también puedes usar el test muscular para consultar la sabiduría de tu cuerpo.

Simplemente pregunta: *¿Sería más beneficioso liberar ____ (inserta una pequeña descripción de lo que sea que estés liberando, como "la creencia de que no valgo la pena") utilizando _____ (inserta el nombre de una técnica)?* Dependiendo de la técnica a la que tu cuerpo diga que sí, puedes crear un plan para abordar la situación. De forma alterna, puedes anotar todas las técnicas que estés considerando en un trozo de papel. Luego usa la técnica en la que deslizas el dedo sobre la página para ver qué técnica te atrae.

Es importante saber que es común tener que superponer las técnicas (usar más de una) para poder liberar un problema específico por completo. Por ejemplo, es posible que tu cuerpo quiera liberar la creencia de que "no valgo la pena" utilizando primero la sustitución (puedes hacer el test muscular para ver cuántas veces necesitas hacerlo) luego continuar con unos minutos de la TLE. Sé creativo ¡y mantén la mente abierta! Cuanta más curiosidad tengas, más fácil será trabajar en la sanación.

Maneras de abordar la raíz de la ansiedad

Hemos hablado mucho sobre las diferentes energías que necesitamos abordar para trabajar con la raíz de la ansiedad: liberar emociones bloqueadas, liberar experiencias no procesadas, y cambiar creencias dañinas. Aquí tienes algunas ideas específicas que te dicen exactamente cómo aplicar las técnicas para cada uno de esos tipos de energías.

Emociones bloqueadas

Capítulo 6. Libera emociones bloqueadas

Trabajar para liberar emociones con el test y golpeteo del timo es una de mis maneras favoritas de empezar a trabajar en la liberación. Aquí tienes unas ideas para que sepas en qué enfocarte cuando liberes emociones bloqueadas. Puedes usar la que sientas que más te aplica, o preguntar con el test muscular: *¿Puedo liberar una emoción relacionada con...?*

- Energía en una parte específica del cuerpo (ayuda a abordar el área en la que sientes los síntomas de la ansiedad, si es que los hay).
- Una persona específica *(madre, padre, etcétera).*
- Una época de tu vida *(el bachillerato, mi primer trabajo, etcétera).*
- Un trabajo en específico *(cuando trabajaba en______).*
- Un tema *(como las relaciones íntimas o la dificultad para encontrar trabajo).*
- Un miedo que tengas *(como miedo a volar).*

- Un patrón que te cuesta trabajo romper *(autosabotaje, ser crítico, etcétera).*
- Un lugar en específico *(la casa en la que vivía de niño).*
- Un síntoma *(problemas digestivos, migrañas, etcétera).*
- Una edad en específico *(los diez años, los treinta y siete, etcétera).*

Experiencias no procesadas
Capítulo 7. Libera experiencias no procesadas

¡Seguramente habrá muchas experiencias no procesadas de tu pasado! Liberarlas puede hacer una gran diferencia, incluso si no recuerdas cada detalle de una experiencia o no estás seguro de si fue algo muy relevante.

- Identifica las creencias para liberarlas, ya sea a través de recordarlas o haciendo el test muscular. Puede ser que tengas muchas, pero está muy bien que tengas una larga lista que puedas ir trabajando a lo largo del tiempo.
- Libera las experiencias utilizando la TLE o el golpeteo de chakras.
- Libera emociones bloqueadas relacionadas con esa experiencia en específico utilizando el test y golpeteo del timo. Pregunta por medio del test muscular: *¿Puedo liberar una emoción bloqueada de ________ (estado o experiencia)?* O usa el método alterno de deslizar tu dedo sobre la lista de emociones no procesadas (en la página 125) para identificar qué emociones debes liberar.

Creencias dañinas
Capítulo 8. Cambia creencias dañinas

Casi todos los que han experimentado ansiedad por cierto tiempo tienen un motivo (normalmente subconsciente) para aferrarse a ella. Solemos encontrar razones arraigadas en nuestras creencias escondidas. Aquí tienes una manera muy efectiva de identificar y cambiar creencias dañinas:

- Haz una lista de mensajes estresantes sobre ti mismo y sobre el mundo que pueden estarte causando ansiedad. Algunos ejemplos: *Todos están en mi contra, la vida no es justa, nunca hay suficiente dinero, etcétera.*
- Haz una lista de razones por las que tu mente subconsciente puede creer que necesitas la ansiedad. Haz esta pregunta poderosa: *Si mi cerebro tuviera alguna idea de por qué no puedo sanar, ¿cuál sería?*
- Si puedes, utiliza el test muscular para confirmar qué creencias son ciertas a nivel más profundo. (Si no logras confirmarlas, libéralas de todas formas, por si acaso.)
- Libera las creencias que identificaste usando la sustitución. Llena la primera línea en blanco con una creencia que quieras liberar.
- Utiliza la TLE o el golpeteo de chakras para liberar experiencias no procesadas del pasado que te dieron el mensaje de que necesitas la ansiedad.
- Intenta pensar en experiencias del pasado en las que la ansiedad fue algún tipo de beneficio (por ejemplo, te dio una excusa para cuidarte). Libera estas experiencias utilizando la TLE o el golpeteo de chakras.
- Utiliza el test y golpeteo del timo para liberar emociones que te están haciendo aferrarte a la ansiedad.

Ahora ya tienes muy buenas indicaciones para liberar la ansiedad, a los que puedes regresar una y otra vez. Son los mismos enfoques que miles de otras personas han usado para sanar. Ahora es tu turno. Recuerda incorporar cualquier idea que tengas conforme se te ocurra para realmente apropiarte de esto.

La historia de Ryan: un ejemplo de sanación profunda

La mejor manera de aprender es leer sobre un ejemplo de la vida real sobre cómo se puede abordar la ansiedad integrando todo lo que ya aprendiste. Por medio de la historia de Ryan te enseñaré cómo abordé su situación en particular. Mi intención al compartir los detalles de lo que hicimos Ryan y yo y cómo lo hicimos es darte el apoyo, ideas y permiso que requieres para pensar como detective y sentirte cómodo trabajando en la liberación de tu propio bagaje emocional. Escribir tu propia historia en papel puede ayudarte a identificar con mayor facilidad las capas en las que puedes trabajar para ti.

Ten en cuenta que la manera en que abordo la historia de Ryan y trabajo en cada parte puede ser completamente diferente a cómo lo harías tú, y tanto tú como yo estaríamos en lo correcto. Hay tantas formas distintas de abordar la ansiedad que cualquier combinación puede generar una gran mejora.

Ryan vino a pedirme ayuda porque a lo largo de toda su vida lo había consumido la ansiedad. De hecho, como suele suceder, también estaba afectando a su cuerpo físico. Le habían diagnosticado síndrome de intestino irritable y tenía espasmos de espalda baja. Cuando empezó a experimentar ansiedad todo su cuerpo se contraía al sentirse ansioso y muy fuera de control. Pero cuando lo conocí, estaba en constante estado de estrés emocional y físico. Había visto a varios médicos, psicoterapeutas e hipnoterapeutas a lo largo de cinco años antes de que empezáramos a trabajar juntos. Lo motivé a seguir haciendo lo que ya estaba haciendo, pero que añadiera mi enfoque para abordar su bagaje emocional.

Plan de acción: Inmediatamente empecé con Ryan en un programa para calmar y reentrenar su cuerpo, al igual que tú aprendiste a hacerlo en el capítulo 4. Su meta era practicar los ejercicios tres veces al día, cada vez durante unos minutos.

Después de enseñar a Ryan el test de pie, preguntamos a su cuerpo, a través del test muscular, si creía que necesitaba la ansiedad. Es una de las preguntas que exploro con los clientes porque ofrece una explicación sencilla por la que muchas cosas están bloqueadas. Básicamente estoy intentando ver si el cuerpo ve que la ansiedad es beneficiosa o útil de alguna forma, lo cual es muy común. Sabía que si la necesidad resonaba con su cuerpo, tardaríamos cierto tiempo en descubrir todas las razones por las que quizá creía eso (pero valdría la pena). Recibimos un sí de respuesta. A nivel profundamente subconsciente, Ryan creía que necesitaba la ansiedad. Juntos creamos una lista de creencias, o motivos, que su cuerpo podía tener para no querer soltar la ansiedad.

La seguridad es una de las razones principales por las que el cuerpo se aferra a la ansiedad. Así que preguntamos a su cuerpo en primera persona: *¿Necesito la ansiedad para estar a salvo?* El cuerpo de Ryan dijo que "sí". Ryan se sintió un poco sorprendido, ¡pero colaboró mucho! Seguimos explorando.

Aunque no era necesario, preguntamos al cuerpo de Ryan por medio del test muscular: *¿La ansiedad me mantiene emocionalmente a salvo?* (Algunas otras opciones a preguntar serían *financiera* o *físicamente.*) De nuevo, la respuesta fue "sí". Podíamos haber dejado la creencia "la ansiedad me mantiene a salvo", pero descubrir *por qué*, si es posible, siempre ayuda a liberarla de forma más completa. Hablamos de esto por un rato, y al principio Ryan describió su respuesta como "una locura", porque la ansiedad lo hacía sentir muy inseguro. Pero cuanto más hablábamos de ella, más podía ver que sí era una posibilidad. Dijo: "Tener ansiedad evita que realmente tenga que estar en el mundo. Creo que así puedo pasar desapercibido y tener una excusa". ¡Claro! Eso tenía sentido. Ryan dijo que a lo largo de su vida siempre se había presionado mucho financiera y socialmente, en especial después de haberse graduado de la universidad.

Plan de acción: Ryan tenía la creencia de que "la ansiedad me mantiene a salvo porque evita que tenga que enfrentar al mundo". Utilizamos la técnica de la sustitución y la repetimos cuatro veces hasta que pasamos al test muscular para confirmar que la energía relacionada con esta creencia ya había desaparecido.

Fácilmente podíamos haber liberado la creencia en sí misma para ver si eso ayudaba. Pero como normalmente intento profundizar en cada clave que encuentro, me preguntaba en dónde se había originado esta energía.

Fue entonces cuando intentamos preguntar sobre edades para descubrir cuándo se había originado la necesidad de la ansiedad y así poder ver si había otras energías que había que liberar de esa época. Normalmente separo los rangos de edad en periodos de veinte años (edades cero a veinte, veinte a cuarenta, etcétera) y luego hago el test para cada una. Sabía que el cuerpo de Ryan tenía el registro exacto de cuándo había sucedido un desequilibrio de energía que había generado la ansiedad en su sistema.

¿Esta creencia de que la ansiedad me mantiene a salvo está relacionada con una edad entre los cero y los veinte? Su cuerpo nos dijo que no. *¿Está relacionada con algo entre los veinte y los cuarenta?* Recibimos un sí y luego lo redujimos a la edad exacta preguntando por décadas, cada cinco años y por año individual. Su cuerpo nos dijo a través del test muscular que la situación estaba relacionada con los veintidós años. Debido a que ya teníamos otra clave para saber qué se relacionaba con la ansiedad, teníamos otra energía que podíamos liberar. ¡Bravo!

Plan de acción: Utilizamos el test y golpeteo del timo para liberar unas treinta emociones bloqueadas de los veintidós años.

Ryan y yo hablamos sobre lo que había pasado ese año y sacamos unas cuantas cosas interesantes. No nos concentramos en buscar acontecimientos traumatizantes de su pasado, porque ya habíamos hablado de casi cualquier cosa que pudiera ser causante, incluso si parecía no tener importancia. Más bien hablamos de lo que estaba pasando de manera general en ese periodo. Ryan se acababa de graduar de la universidad y estaba buscando trabajo. Encontró la empresa de sus sueños, y después de tres rondas de entrevistas recibió la terrible llamada para decirle que no le ofrecerían el trabajo. Al recordar ese evento, inmediatamente sintió que estaba relacionado con la necesidad de tener ansiedad para poder sentirse seguro; su cuerpo se sentía mejor bloqueado en la casa con ansiedad que afuera en el mundo arriesgándose a ser rechazado. Pero le recordé que las emociones no son lógicas, así que debía abrirse a algo más que no tuviera tanto sentido. Revisamos a través del test muscular con la pregunta: *¿La desilusión del trabajo fue lo que hizo que sintiera que la ansiedad me mantiene a salvo?* Recibimos un no. Esto es un gran ejemplo de cómo, incluso a pesar de que a veces tiene sentido, puede no ser verdad.

Éstas son las preguntas que hicimos después a su cuerpo. Recuerda, no hay formula específica para determinar qué preguntar. Simplemente hicimos preguntas que nos hacíamos conscientemente y sabíamos que su cuerpo nos daría las respuestas. Haz estas preguntas con curiosidad. Utiliza lo que se te ocurra, como si estuvieras intentando ayudar a un amigo a descubrir de dónde surgió su problema.

¿Esta necesidad de ansiedad está relacionada con el trabajo? Recibimos un no.

Insistimos. *¿La necesidad de ansiedad está relacionada con la familia?* Recibimos un "sí". *¿La necesidad de ansiedad está relacionada con una persona específica?* De nuevo, sí.

Mencionamos a personas de su familia y finalmente recibimos un "sí" en relación con el abuelo de Ryan, Ben. (Otras cosas que puedes preguntar incluyen si un problema se relaciona con un lugar, salud, carrera o relaciones pasadas.)

Basándonos en nuestra nueva clave, pregunté a Ryan si tenía idea de por qué el abuelo Ben podía estar relacionado con la ansiedad haciéndolo sentir seguro. Básicamente estábamos intentando descubrir qué energías o problemas estaban detrás de la creencia de que "la ansiedad me mantiene a salvo". Es un juego sencillo de adivinanza y revisión. Ryan sólo recordaba cosas positivas de su abuelo. Dijo que el abuelo Ben había sido un abogado de renombre que quería que Ryan siguiera sus pasos. Aunque Ryan había planeado titularse en leyes, alrededor de los veintidós años decidió hacer algo diferente. Fue entonces cuando empezó su ansiedad. Pero recordaba que el abuelo Ben le había brindado su apoyo y que nunca había criticado su decisión. Pero ¿qué crees? A través del test muscular, su cuerpo confirmó que el deseo del abuelo Ben de que se hiciera abogado estaba relacionado con la raíz de su ansiedad, ¡algo que él ni siquiera pensó que fuera relevante! Recuerda, Ryan estaba convencido de que su ansiedad estaba relacionada con la empresa que lo había rechazado. La pregunta que usamos para llegar a esta conclusión fue esta: *¿La ansiedad está relacionada con que el abuelo Ben deseara que yo fuera abogado?* ¡Sencillo!

Plan de acción: Utilizamos el test y golpeteo del timo para liberar emociones entorno al abuelo Ben, otras personas que se enfadan conmigo y cambiar de forma de parecer sin permiso. Eran cosas al azar que se nos ocurrieron en relación con la historia de Ryan. No había fórmula específica para descubrirlas. Si algo se te viene a la mente conforme trabajas con tu historia, libéralo de la misma manera.

Lo que hicimos a continuación fue hablar sobre lo que habíamos descubierto. Es como un proceso de lluvia de ideas. A veces llegas a una conclusión que tiene sentido y a veces simplemente tienes que aceptar que quizá no tiene sentido.

Acabamos descubriendo que la principal manera en la que Ryan se relacionaba con su abuelo había sido ir a trabajar con él. De niño, Ryan siempre había pensado que su abuelo era genial. Hablaban sobre cómo sería cuando Ryan tuviera un despacho como el suyo, cuando fuera a la corte y otras cosas similares. En algún lugar del subconsciente de Ryan, sintió que si no seguía los pasos del abuelo Ben, perdería esa relación. Lo que es más, la ansiedad lo había hecho sentirse seguro porque había percibido que el abuelo Ben había sido más compasivo con él *por tener* ansiedad. Quizá incluso se había preguntado cómo sería su relación sin ella.

Plan de acción: A Ryan le había preocupado perder su relación con el abuelo Ben si no estudiaba leyes. Usamos la TLE y el golpeteo de chakras (unos veinte minutos cada uno a lo largo de dos sesiones distintas) para liberar sus sentimientos, miedos e inseguridades sobre esta creencia. Trabajamos en la preocupación que estaba directamente relacionada con el abuelo Ben, pero también abordamos otra época en la que le había preocupado perder una relación con un amigo que había presionado a Ryan para que se uniera a un equipo de baloncesto que no le interesaba. Además, Ryan también tenía la idea/creencia de que tener ansiedad era mejor o más seguro que desilusionar a la gente. Usamos la sustitución seis veces seguidas para liberar esto.

Déjame decirte qué descubrimos sobre aquello que estaba conectado con la ansiedad de Ryan. Te puede parecer un montón de información e ideas contrastantes, y es cierto, ¡es mucho! Pero iré paso a paso. Recuerda, puede haber muchas cosas distintas de tu pasado que están contactadas con la ansiedad que estás experimentando, así que ve paso a paso, como hicimos Ryan y yo. Simplemente seguimos liberando capas de energía conforme se nos presentaban, fuera que estuvieran reunidas en un paquete o no. A nosotros nos resultó tan desorganizado y variado como puede parecerte al leerlo, pero nos mantuvimos enfocados en trabajar en las piezas que importaban.

Analicemos rápidamente lo que trabajamos Ryan y yo partiendo de un punto inicial. Esto bastó para ayudarle a ver una gran mejoría en la ansiedad después de sólo un par de semanas.

- Ryan tenía la creencia de que "la ansiedad me mantiene a salvo porque evita que tenga que enfrentarse al mundo." Utilizamos la técnica de la sustitución y la repetimos cuatro veces hasta que pasamos al test muscular para descubrir que la energía relacionada con esta creencia ya había desaparecido por completo.
- Utilizamos el test y golpeteo del timo para liberar unas treinta emociones bloqueadas de cuando tenía veintidós años.
- También usamos el test y golpeteo del timo para liberar emociones en torno al abuelo Ben, *otras personas que se enfadan conmigo y, cambiar de parecer sin permiso.*
- Ryan temía que perdería su relación con el abuelo Ben si no estudiaba leyes. Usamos la TLE y el golpeteo de chakras para liberar sus sentimientos, miedos e inseguridades en torno a esta creencia.
- Hicimos golpeteo para trabajar la preocupación que estaba directamente relacionada con el abuelo Ben, pero también lo hicimos para la ocasión en la que le había preocupado perder una relación con un amigo que lo había presionado para que se uniera a un equipo de baloncesto que no le interesaba.
- Ryan creía que tener ansiedad era mejor o más seguro que desilusionar a la gente. Usamos la sustitución seis veces seguidas para

> liberar esto. De forma típica la sustitución liberará una creencia en unas rondas, pero ésta estaba muy bloqueada.

De nuevo, hay decenas de formas en las que pudimos haber abordado la situación de Ryan, ¡y todas hubieran estado perfectamente bien! Lo bueno de este trabajo, incluso si al principio te puede parecer incómodo, es que no hay reglas. Quizá sanar es como una forma de arte, lo abordes de la manera que sea para crear la imagen de la salud estará genial.

Ryan notó una gran mejora en su ansiedad después de sólo dos semanas de nuestras primeras sesiones de liberación, y siguió mejorando conforme liberó más capas por su cuenta.

Como sabes, puede haber muchas energías distintas que contribuyen con la ansiedad y que necesitas liberar. Eso quiere decir que sanar depende de trabajar desde diferentes ángulos en diferentes momentos y de diferentes maneras. De hecho, es divertido resolver el rompecabezas una vez que te relajas y le encuentras el modo.

Capítulo 10

* * * * * * * * * * * * * * *

Prácticas de liberación avanzadas

Aunque ya tienes una base y un entendimiento sólidos para liberar tu ansiedad, hay prácticas avanzadas que quizá quieras explorar. Todo lo que has aprendido hasta ahora es bastante y suficiente. No obstante, estas formas adicionales de usar las técnicas pueden ofrecer un beneficio más amplio a tu sanación. Ciertas áreas de enfoque específico que cubriremos en este capítulo incluyen ser energéticamente sensible, tener ansiedad provocada por reacciones a la comida y más, y curar energías heredades y de vidas pasadas.

Compartiré contigo cómo abordar estos problemas utilizando las técnicas que ya aprendiste en los capítulos previos.

Sensibilidad a la energía

La gente que es sensible a la energía suele absorber las energías de quienes les rodean, como dijimos en el capítulo 2. Pueden absorber con facilidad y verse afectados por las emociones de otros a su alrededor. Esto no es un defecto en la personalidad ni culpa de nadie. Algunos de nosotros simplemente nacimos como almas sensibles y está en nuestra naturaleza ser empáticos, quizá incluso para mala suerte nuestra. No obstante, gran parte de este patrón se da a nivel subconsciente. De forma natural, podemos sentir emociones de manera más intensa y vernos afectados por ellas de forma más profunda que otras personas de nuestra familia o nuestro círculo de amigos. Si fácilmente te sientes sobrecogido o ansioso cuando estás con otras personas, quizá seas energéticamente sensible.

Todo lo que hemos hecho hasta este punto ha sido importante para fortalecer nuestro campo de energía y sentirnos más cómodos en la vida. Cuantas más emociones y creencias sueltes, menos te afectarán los que te rodean. La razón de esto tiene dos motivos. Primero, liberarás lo suficiente como para no conectarte con el bagaje emocional de todos los demás. Segundo, todo tu sistema de energía será más fuerte, lo cual te ayudará a verte menos afectado por quienes te rodean. Aquí tienes unas ideas que puedes trabajar utilizando las técnicas que ya sabes. Siéntete libre de ampliar estas ideas.

Libera emociones bloqueadas utilizando el test y golpeteo del timo

- Libera emociones bloqueadas que provocan sensibilidad energética.
- Libera emociones bloqueadas que has absorbido de otros.

Libera experiencias no procesadas utilizando la TLE o golpeteo de chakras

- Libera experiencias de tu pasado en las que te sentiste responsable de la felicidad de otros.
- Libera experiencias de tu pasado en las que sabes que adoptaste las emociones o los problemas de otros.

Cambia las creencias dañinas utilizando la sustitución

- Libera: *Soy demasiado sensible* e instala: *Soy fuerte.*
- Libera: *Todos los demás tienen más poder sobre mí que el que yo tengo sobre mí* e instala: *Estoy empoderado.*
- Libera: *Es mi responsabilidad cargar con las emociones de otros* e instala: *Solamente soy responsable de mis propias emociones.*

Aborda patrones dañinos

- Utiliza la sustitución para liberar este viejo patrón de *Adjudicarme lo de los demás* e instala *Tengo límites energéticos saludables.*

Guiones de golpeteos útiles

- Cuando otros te detonan (en el apéndice)
- Soy demasiado sensible (en el apéndice)

Reacciones energéticas negativas a alimentos, sustancias u otros detonantes

Muchas personas se sorprenden al descubrir que la ansiedad puede detonarse por reacciones negativas a cosas con las que entran en contacto en su día a día. Así como tienes una reacción alérgica a alimentos, aromas, polvo u otras sustancias, tu cuerpo puede tener una reacción energética negativa. Una reacción energética negativa quiere decir que el sistema de energía de tu cuerpo ha decidido que una energía en específico es peligrosa para ti (cuando realmente no lo es). Simplemente porque todo es mera energía, estas reacciones pueden suceder en relación con cualquier cosa que haya en tu entorno, incluyendo personas, lugares y cosas. Energéticamente hablando, la reacción negativa se da cuando tu cuerpo sobrerreacciona o se pone a la defensiva frente a cualquier cosa con la que entres en contacto. He trabajado con personas que tienen reacciones energéticas negativas a su madre, a un color en específico o a un aroma, al sol, ¡y más!

Este tipo de reacción puede darse porque en algún punto de tu pasado entraste en contacto con una persona, lugar o cosa mientras estabas teniendo una emoción fuerte o altos niveles de estrés, estén o no directamente relacionados con ella. Permíteme mostrarte cómo funciona esta dinámica.

Toma como ejemplo una junta de negocios estresante, pues es algo que he visto incontables veces (aunque pudiera ser una reunión familiar o cualquier otro tipo de evento). Todos están sentados tomando café cuando de repente alguien empieza a ventilar sus posturas políticas. A la vez que sucede esto, estás tomando un *latte* con crema batida, intentando contener tu rabia porque esta conversación te recuerda tus disputas familiares del pasado en torno a la política. Conforme se desarrolla la situación y surgen tus emociones, tu cuerpo empieza a ponerse a la defensiva y se estresa.

Mientras se disparan los recuerdos de tu pasado así como la amenaza de una pelea entre tu compañero de trabajo y tú, tu cuerpo decide culpar al café que estás bebiendo, porque eso es aquello con lo que estás directamente en contacto en ese momento. Tu sistema de energía crea un programa para reaccionar al café para que te proteja de este estrés en el futuro. O quizá no relaciona al café sino que culpa al perfume que puedes oler en una compañera de trabajo que está sentada junto a ti, así que entonces te vuelves reactivo al perfume. Si tu sistema percibe que algo como esto es un peligro para ti, puede crear una reacción negativa en un esfuerzo por mantenerte alejado de eso en el futuro. Simplemente está dirigiendo un mecanismo de protección de forma equívoca.

Nota: las reacciones alérgicas están consideradas como un padecimiento médico y pueden ser graves. No uses este enfoque de manera que te pongas en riesgo.

Cómo liberar una reacción energética en el cuerpo

Muchas reacciones energéticas se liberarán solas conforme trabajes con las emociones bloqueadas, las experiencias no procesadas y las creencias dañinas. No obstante, también puedes trabajarlas de manera directa.

Paso 1: Identifica la reacción

Primero, intenta identificar qué provoca la reacción en tu cuerpo, si es que no lo sabes en realidad. Aunque no hay manera que asegure describirlo, lo que más te funcionará es intentar adivinar y hacer el test muscular.

Utiliza el test muscular y pregunta: ¿Acaso ____ (persona, lugar o cosa) está provocando una reacción negativa en mi cuerpo?

Una vez que reduzcas las posibles causas de la reacción a una persona, lugar o cosa, aquí tienes unas ideas más específicas que puedes intentar:

- Luces fluorescentes
- Tu madre, hermano, hermana, etcétera
- Ciertos aromas

- Alimentos específicos
- Árboles, hierba, flores, etcétera

Paso 2: Libera la reacción

Una vez que sepas a qué está reaccionando tu cuerpo, querrás intentar liberar emociones bloqueadas, experiencias no procesadas y creencias dañinas que están asociadas con esa causa. Aquí tienes unas ideas de cómo hacerlo. Siéntete libre para hacer el test muscular y ver qué técnicas (quizá varias de ellas) puedan beneficiarte.

Libera emociones bloqueadas utilizando el test y golpeteo del timo:

- Libera emociones bloqueadas que *detonan reacciones negativas a* _______.
- Libera emociones bloqueadas *que hacen que mi cuerpo sobrerreaccione y esté a la defensiva.* Es una manera general de abordarlo y ayuda particularmente si tienes muchas reacciones negativas que liberar.

Libera experiencias no procesadas utilizando la TLE o el golpeteo de chakras:

- Libera experiencias no procesadas que puedan estar relacionadas con la reacción. En el ejemplo que compartí previamente, la experiencia puede ser una lucha pasada que hayas tenido con un familiar sobre sus posturas políticas.

Cambia creencias dañinas utilizando la sustitución:

- Cambia creencias dañinas como: *El café es peligroso para mí.* Luego instala algo como: *Está bien que beba café.*
- Libera la creencia dañina: *Mi cuerpo me tiene que proteger de* ____. Luego instala: *Mi cuerpo puede procesar* ____ *con facilidad.*

Otra:

- Utiliza la sustitución para liberar esta reacción negativa a______.
- Luego instala: *Estoy a salvo si estoy en contacto con* _____.

Guion de golpeteo práctico:

- Utiliza el guion de golpeteo para liberar reacciones energéticas negativas (en el apéndice).

Paso 3: Revisa tu trabajo

Después de hacer toda la liberación, es buena idea regresar y hacer el test muscular para ver si ya desapareció la reacción. Aunque he trabajado con muchos clientes para liberar reacciones graves de forma exitosa, de nuevo, no utilices este proceso para abordar algo a lo que seas altamente reactivo.

Consejo: No quiero que te asustes cada vez que te sientas estresado pensando que crearás reacciones negativas a todo lo que te rodea. Ése es el punto del trabajo que estamos haciendo: liberar lo viejo y empezar con patrones nuevos de cómo sentimos nuestras emociones mientras que dejamos que salgan del cuerpo.

Todo lo que hemos hecho hasta ahora ha sido ayudar a llevar al cuerpo a un estado de calma y relajación para que nuestro sistema pueda manejar tanto el estrés interno como el mundo que nos rodea. Puede ser muy útil utilizar el siguiente truco las primeras veces que entres en contacto con algo después de usar el protocolo para la liberación para sacarlo. Por ejemplo, si vas a comer lácteos después de liberar las reacciones energéticas que tienes a ellos, simplemente haz golpeteo en los puntos de la TLE durante un minuto antes de comerlos y a lo largo de un minuto después de hacerlo. No necesitas decir nada al dar los golpecitos. Esto ayudará a tu cuerpo a estar lo más equilibrado posible cuando los ingieras y luego conforme los metabolices. Solamente necesitas hacer esto las primeras dos o tres veces después de la liberación.

Energías heredadas

Las energías heredadas (algo llamado energías generacionales) pueden ser cualquier tipo de bagaje emocional con el que ya hayas estado trabajando: emociones bloqueadas, experiencias no procesadas o creencias dañinas. La única diferencia en el caso de estas energías heredadas es que te las han pasado a lo largo del tiempo en lugar de que las hayas acumulado a lo largo de tu vida. Al igual que el ADN se hereda en la familia, las energías emocionales también se heredan. Vemos cada vez más evidencia del efecto definitivo del trauma de una generación en quienes la siguen.

Si te afecta una energía heredada, quizá sientas como si hubiera una energía pesada u oscura que te ha seguido la vida entera, o quizá notes que tus padres y abuelos luchen con retos similares a los tuyos. La mayoría de las personas tiene energía heredada, pero suelo ver esto sobre todo en familias con un linaje de energía muy fuerte, como son los supervivientes del Holocausto, caso que se da en mi propia familia. Si resuenas con la idea de la energía heredada, vale la pena explorarla.

Aunque la mayoría de mis ancestros fue asesinada en el Holocausto, mis abuelos paternos, junto con mi tío (que en ese entonces era un niño), sobrevivieron. En cada uno de ellos el trauma se notaba de diferentes maneras. Aunque mi padre nació hasta un par de años después de que acabó la guerra, toda la vida luchó contra la depresión. Cuando reconocía la magnitud de lo que le había sucedido a mi familia, comencé a estudiar los efectos del trauma generacional. Creo que abordar la energía heredada fue una parte importante de mi sanación general.

Vale la pena saber que las energías generacionales son muy comunes. No creo que ninguno de nosotros haya llegado a esta vida sin ellas. Nuestro linaje es parte de quien somos, y así como recibimos muchos rasgos positivos y quizá también energía positiva de nuestros ancestros, posiblemente recibimos cosas que no queremos. No hay motivo para enojarte con tu familia por esto. Simplemente concéntrate en liberarla para poder avanzar. La parte de verdad increíble de hacer trabajo generacional es que creo que estas energías se siguen heredando hasta llegar a una persona que es lo suficientemente evolucionada y consciente como para ser capaz de liberarlas. ¡Tú eres esa persona! Qué gran oportunidad tienes de romper los patrones familiares.

Cómo liberar energías heredadas

El trabajo con energía heredada se hace utilizando las mismas técnicas que usas para ti. ¡Qué bueno porque ya las conoces todas! La única diferencia es que nos concentramos en energía que no se originó en nuestra vida.

No harás nada diferente para liberar la energía heredada/generacional que lo que harías si fuera tu energía, porque en esencia ya es tu energía. Lo único que necesitas hacer es "nombrarla" energía heredada para que tu subconsciente sepa exactamente qué debe ayudarte a liberar. Esa frase se incorpora en las instrucciones para liberarla.

Aquí tienes unas ideas generales para liberar energías heredadas, aunque quizá encuentras tus propias formas de hacerlo. Como siempre, siéntete libre de hacer el test muscular para determinar qué técnicas te servirán más.

Libera emociones bloqueadas utilizando el test y golpeteo del timo:

- Libera emociones bloqueadas de la misma manera en que liberarías emociones bloqueadas regulares, pero desígnalas *emociones bloqueadas heredadas*, sea de manera verbal cuando hagas el test muscular para encontrar emociones que liberar de la lista o manteniendo la intención de encontrar emociones heredadas.

Libera experiencias no procesadas utilizando la TLE o el golpeteo de chakras:

Una manera de saber más sobre experiencias no procesadas es utilizando lo que sabes sobre tu historial familiar. ¿Qué historias has escuchado que imaginas fueron traumatizantes? ¿Qué te pudieron haber heredado?

- Identifica energías heredadas: Siempre es útil hacer el test muscular para identificar energías heredadas que te convendría liberar. Para hacerlo, puedes hacer diversas preguntas:
  - *¿Tengo emociones heredadas/generacionales bloqueadas que han contribuido a la ansiedad?* Si es así, sigue las instrucciones a continuación.

* *¿Tengo una experiencia heredada no procesada que contribuye con la ansiedad?* Aquí estás preguntando si una experiencia (y su energía) se te heredó de uno de tus ancestros. Si recibes un sí puede ser útil saber de qué lado de tu familia vino, del lado de tu madre o de tu padre. Una vez que identifiques esto con el test muscular, intenta recordar o investiga sobre experiencias familiares que puedan seguir bloqueadas en tu línea de ancestros (por ejemplo, si alguien tuvo depresión asociada con un accidente de coche, por perder un hijo, etcétera). Si no identificas las experiencias en específico, no te preocupes. Puedes usar el enfoque general que describo abajo utilizando la técnica de la sustitución, o usar el guion de golpeteo que creé para esto (el cual puedes encontrar en el apéndice).

- Sustituye la energía general heredada: Incluso si no sabes qué energía heredada te está afectando, puedes liberarla. Esto es algo que tienes que repetir una y otra vez a lo largo de tu travesía de sanación, y no solamente hacerlo una vez y luego olvidarlo. Utiliza la sustitución para liberar: *Esta energía heredada que ya no me sirve* e instalar: *Ahora puedo seguir adelante.*
- Libera cualquier experiencia no procesada heredada que puedas estar arrastrando de tus ancestros de la misma manera en que lo harías para ti, pero incorporando la frase "esta experiencia de mis ancestros". Por ejemplo, para la primera parte de tu declaración base, podrías usar: *Aunque he estado cargando con esta experiencia de mis ancestros...* Puedes usar alguna de las frases que usarías con el golpeteo subconsciente ya que quizá no tienes detalles en concreto con los que puedas trabajar (pero tu mente subconsciente sí los tendrá).

Cambia creencias dañinas utilizando la sustitución:
Si logras identificar un mensaje o creencia que parezca tener tu familia, puedes liberarlo usando la sustitución. Si quieres usar el test muscular, pregunta: *¿Tengo una creencia heredada dañina que contribuye con la ansiedad?* De ser así, intenta identificar la creencia (o creencias).

¡Esto puede ser un proceso bastante divertido! Piensa en las cosas que has escuchado a tus familiares comentar que puedan ser su creencia pero no la verdad. Algunos ejemplos incluyen: "El dinero no crece en los árboles", "sin dolor no hay ganancia" y "la vida no es justa".

Te explicaré el proceso de liberación a continuación. El test muscular es opcional en este caso porque la mayoría de las personas puede usar su mente consciente para encontrar muchas creencias con las que trabajar.

- Cambia las creencias heredadas dañinas cambiando la primera parte del guion de la sustitución a: *Aunque tengo la creencia heredada de que ________...*

Otra:

- Utiliza la sustitución para liberar: *Esta energía heredada que ya no me sirve* e instala: *Puedo superar el pasado de mi familia.*

Guion de golpeteo práctico:

- Utiliza el guion de golpeteo para liberar energías heredadas (en el apéndice).

Otros detonantes de ansiedad

Casi todo puede ser un detonante de ansiedad, lo que quiere decir, afortunadamente, que liberar esas cosas puede hacer una diferencia positiva. Con frecuencia descubrimos detonantes relevantes y los liberamos si analizamos qué estaba pasando cuando empezamos a sentirnos mal. La mayoría de las personas con ansiedad ve lo obvio, como cuando alguien los hizo enfadar o si se sintieron asustados o molestos de alguna manera obvia, pero lo cierto es que muchas cosas son propensas a detonarnos. Éstos son algunos de los que más suelo ver y que pueden serte útiles para que trabajes en la liberación. Te los explicaré y te daré maneras específicas para abordarlos directamente a continuación.

Horas del día

Hay ocasiones en que una hora específica del día (mañana, tarde, noche, o incluso algo más centrado como las 3:00 p.m.) puede ser un detonante. Hace unos años descubrí que me costaban mucho trabajo las mañanas. Ahora bien, nunca he sido una persona amante de las mañanas, pero esto era algo distinto. Me despertaba sintiéndome pesada y con los ojos llorosos. Luego, alrededor de las 11:00 a.m. espontáneamente me sentía absolutamente bien y volvía a ser mi usual yo. Esto me hizo ver las mañanas como algo completamente distinto. Me di cuenta de que eso se debía a que mi padre había muerto por la mañana, así que quizá aún tenía algo de esa energía que se activaba a esa hora del día. Utilicé el test muscular para preguntarle a mi cuerpo y, sorprendentemente, sí me estaba afectando. Éstas son unas cuantas cosas que liberé: la creencia dañina de que *la mañana es peligrosa*, la experiencia no procesada de esperar a lo largo de la mañana hasta que mi padre finalmente murió, y las emociones bloqueadas *provocadas por la mañana.*

Temporadas y clima

Nuestros recuerdos se conectan con todo tipo de cosas, ¡y las temporadas y el clima son muy relevantes! Simplemente piensa en los acontecimientos relevantes de tu pasado. ¿Recuerdas el cielo oscuro o las nubes o la nieve cuando sucedió cierto evento? Quizá recuerdes sentirte bien en el verano bajo el sol en la playa cuando recibiste la llamada de tu jefe diciéndote que habías perdido tu trabajo, o tal vez simplemente te sientes triste en ciertas temporadas o cuando se presentan ciertos patrones de clima. Sea cual sea la connotación negativa que tengas con las temporadas o el clima, puedes liberarlas.

Cómo liberar energías conectadas con horas específicas del día, temporadas y patrones de clima

Aquí tienes unos protocolos generales para liberar energías en torno a ciertas horas del día, temporadas y patrones de clima.

Libera emociones bloqueadas utilizando el test y golpeteo del timo

- Libera emociones bloqueadas *provocadas o activadas por _______ (una hora específica del día, una estación del año o un patrón climático).*

Libera experiencias no procesadas utilizando la* TLE *o el golpeteo de chakras

- Libera experiencias de tu pasado cuando algo angustiante sucedió a una hora específica del día, en una estación del año determinada o en cierto tipo de clima que te está afectando ahora. Por ejemplo, si recuerdas escuchar a tus padres pelear cada noche después de irte a acostar, entonces es posible que la hora del día aún tenga energía en tu caso. Si pierdes tu trabajo en un día soleado de verano, quizá tengas conflicto con el verano.

Cambia creencias dañinas utilizando la sustitución

- Libera *Esta _______ (hora del día, temporada o tipo de clima) me hace daño.*

Otro

Utiliza *la sustitución para liberar cualquier energía negativa en torno a _______ (hora del día, estación del año, o clima)* e instala _______ *(hora del día, estación o clima) puede ser positiva para mí.*

Guiones de golpeteo prácticos

- Utiliza el guion de golpeteo de liberación de reacciones energéticas negativas en el apéndice y cambia las palabras para que se ajusten a tus necesidades específicas.

Ya cuentas con una gran nueva serie de protocolos para liberar de manera avanzada. Si juegas con estas ideas, seguro se te ocurrirán muchas más que podrían beneficiarte si trabajas con ellas. ¡En serio, el cielo es el límite!

Al aprender y usar mi enfoque energético para trabajar con la ansiedad, eres una persona más empoderada que cuando empezaste.

Aunque es posible que la ansiedad siempre te haya parecido algo que estaba fuera de tu control, ahora comprendes que esa no tiene que ser tu realidad. No hay manera correcta para sanar de la ansiedad, pero te prometo que asegurarte de ser una parte integral de *tu* sanación es algo absolutamente necesario.

No te agobies por todo lo que aprendiste en este libro. Recuerda que utilizar estas herramientas paso a paso durante unos cuantos minutos al día, o simplemente utilizar un par de técnicas con las que más resuenes, puede bastar para cambiar tu vida. *Tú* bastas para cambiar tu vida. Y aunque no puedo decir que siempre será fácil, sí es posible. Y vale la pena. *Tú* lo vales. Feliz sanación, amigo mío. Tú puedes.

Apéndice

* * * * * * * * * * * * * * *

Guiones para trabajo de golpeteo

Parte del éxito que se logra con el golpeteo se debe al guion que uses para abordar tus sentimientos y pensamientos. No obstante, espero que los siguientes guiones de golpeteo te sirvan como un buen punto de inicio y te ayuden a generar nuevas ideas para tu propia liberación. Para que estos guiones sean más efectivos, cambia y sustituye cualquier frase que necesites para que realmente aplique para tu situación en específico.

Necesitarás repetir estos guiones varias veces seguidas; regresa y ve cómo te sientes, y repítelos cuantas veces sea necesario. Como dije cuando aprendiste la TLE en el capítulo 5, es poco probable que si haces solamente una o dos rondas de golpeteo obtengas un gran beneficio. Siéntete libre de repasar los guiones una y otra vez, y conforme te vengan a la mente ideas nuevas, asegúrate de incorporar esas frases.

Si uno o más de estos guiones realmente resuena contigo, siéntete libre de usarlo varias veces al día. Como ya sabes, cuando se trata de golpeteo, la constancia (y la repetición) ¡es la clave! Si contar con estos guiones te ayuda a hacer el trabajo de manera constante, aprovéchalos.

Lista de guiones de golpeteo

- *Libera reacciones energéticas negativas*
- *Libera energías heredadas*
- *Alivia la incomodidad al procesar*
- *Ansioso pero no sabes por qué*

- *Sentirse fuera de control*
- *Calma la respuesta de pelear, huir o quedarte helado*
- *Cuando otros te detonan*
- *Soy demasiado sensible*

Qué puntos de golpeteo utilizar

Como sabes, ¡tanto la TLE como el golpeteo de chakras son técnicas increíbles para curar la ansiedad! La que uses depende por completo de con cuál sientas que obtienes mejores resultados, o a qué te sientas más atraído cuando estés listo para hacer golpeteo. Yo suelo usar ambas. Empiezo con unas rondas de puntos de la TLE, luego hago unas rondas de puntos de golpeteo de chakras.

Nota sobre el punto de golpeteo adicional para la TLE (punto gamut): ¿Recuerdas el punto *gamut* (parte superior de la mano) que aprendiste y que puedes añadir y utilizar para hacer la TLE? Si te sientes cómodo haciendo la TLE, intenta incorporar este punto adicional y ve cómo te sienta. De nuevo, yo sí lo uso, pero lo agrego a mis rondas de golpeteo de forma más intuitiva que como una práctica constante.

Como recordatorio, cuando llegues al punto *gamut* harás la siguiente rutina para liberar el trauma con mayor profundidad e integrar la sanación trabajando tanto en el hemisferio derecho como el izquierdo del cerebro utilizando movimientos de ojos. Continúa haciendo golpeteo en la parte superior de la mano mientras haces lo siguiente:

Cierra los ojos, abre los ojos, mueve los ojos hacia abajo y hacia la derecha (sin mover la cabeza), mueve los ojos hacia abajo y hacia la izquierda (sin mover la cabeza), da vueltas a los ojos en círculos grandes viendo frente a ti, luego gíralos en sentido opuesto, tararea una canción durante unos segundos (¡cualquiera bastará!), cuenta hasta cinco rápidamente y en voz alta (uno, dos, tres, cuatro, cinco) y tararea unos segundos más.

Cómo usar los guiones de golpeteo

Ya sea que elijas la TLE o el golpeteo de chakras, utilizarás el mismo formato para cada guion:

- Primero empieza siempre diciendo la declaración de base mientras haces golpeteo continuo en el punto de golpe de karate. Puedes elegir entre las declaraciones base que te sugiero y repetirla tres veces o usar las tres declaraciones base que propongo y decir una vez cada una.
- Luego da golpecitos en el resto de los puntos durante varias rondas (todas las que necesites para sentirte mejor). Cuando lo hagas, puedes usar los puntos de la TLE o el golpeteo de chakras para seguir con el guion y dar golpecitos en todos los puntos en orden, de la parte superior de la cabeza hasta el punto de karate. No puse en el guion en qué puntos específicos dices cada frase. Más bien hice una lista con las frases sugeridas para el resto de los puntos para que simplemente puedas decirlas en orden.
- Finalmente llegarás a la última ronda de golpeteo positivo. No debes hacer esta ronda sino hasta que estés listo para cerrar tu sesión. Debes hacer la última ronda de golpeteo positivo, así que rota todos los puntos de golpeteo una vez para acabar tu sesión.

Guion: Libera reacciones energéticas negativas

Recuerda que la ansiedad puede detonarse por reacciones negativas a cosas comunes con las que entras en contacto en el día a día. Si puedes reconocer en qué momento sientes que se te detona la ansiedad, puedes descifrar qué energías a tu alrededor pueden estar causándolo. Este guion de golpeteo puede ayudarte a empezar a abordar y calmar esas reacciones en tu cuerpo. Te convendrá usar los guiones de golpeteo de forma constante para acabar con reacciones intensas o que hayas tenido por mucho tiempo.

Paso 1: Usa la declaración base mientras haces golpeteo en el punto de golpe de karate

Empieza diciendo la declaración base mientras haces golpeteo continuo en el punto de golpe de karate. Puedes elegir una de las siguientes declaraciones base y repetirlas tres veces o usar las tres declaraciones y decir una vez cada una.

Aunque tengo esta reacción a ______, elijo cambiar ese patrón.

Aunque mi cuerpo no puede aún con _______, de todas maneras puedo estar bien.
Aunque a mi cuerpo no le gusta ______, es seguro liberar esa energía.

Paso 2: Da golpecitos en el resto de los puntos

Ahora, utiliza los puntos de la TLE o puntos de golpeteo de chakras para continuar con el guion y da golpecitos en los puntos en orden, desde la punta de la cabeza hasta el punto de golpe de karate. Haz tantas rondas como necesites hasta que te sientas mejor.

Ya te di varias frases que puedes usar. Te sugiero usar una frase para cada punto de golpeteo, rotando la lista completa de frases una y otra vez hasta que estés listo para dejar de hacer golpeteo. Recuerda trabajar usando tus propias palabras y frases conforme se te ocurran.

A mi cuerpo no le gusta _____.
Mi cuerpo realmente teme a _____.
Por algún motivo a mi cuerpo no le gusta_____.
Esta fuerte reacción a _____.
¡Mi cuerpo pensó que este_____ asusta!
Este ______ es peligroso para mí.
Mi cuerpo no soporta_____.
Esta fuerte reacción a ____.
A mi cuerpo no le gusta ____.
Mi cuerpo realmente le teme a _____.
Por alguna razón a mi cuerpo no le gusta ____.
Soy muy reactivo a ____.
Parece ser que mi cuerpo no puede con ______.

Paso 3: Haz una ronda final de golpeteo positivo

Cuando te sientas mejor, haz una ronda final de golpeteo positivo (cubriendo todos los puntos).

Estoy listo para ser amigo de______ ahora.
Puedo estar perfectamente bien con _____.

Mi cuerpo se puede relajar cuando esté en contacto con _____ ahora.
Estoy dispuesto a crear un nuevo patrón.
Todo puede estar bien ahora.
Fácilmente puedo con _____ ahora.
Estoy bien.
Me puedo sentir cómodo con ____.
Es hora de relajarme.
Puedo estar bien.
____ y yo podemos coexistir.
Estoy a salvo en torno a _____ ahora.
Estoy bien.

Cuando acabes de liberar tus reacciones energéticas negativas es importante saber si realmente las has liberado por completo. La mejor manera de confirmar que acabaste con el trabajo es hacer el test muscular otra vez. Normalmente uso esta declaración de test: *Este ____ es cien por cien seguro para mí ahora.* Una vez que recibas un sí como respuesta del cuerpo, la persona, el lugar o la cosa, esto ya no debe causarte una reacción negativa. De ser posible, conviene esperar veinticuatro horas antes de entrar en contacto de nuevo con la fuente de energía reactiva.

Además, y como recordatorio, la próxima vez que entres en contacto con la fuente de energía reactiva te sugiero utilizar los puntos de golpeteo de la TLE para dar golpecitos durante un minuto antes y después del contacto. No necesitas decir nada sino simplemente dar golpecitos en los puntos al estar en presencia de esa energía para ayudar a reforzar el estado de calma y equilibrio. Normalmente necesitas hacer esto las primeras veces del contacto después de la liberación.

Nota: De nuevo, como recordatorio, esta práctica es para el uso con reacciones energéticas negativas. Las alergias son una afección médica. Utiliza tu sentido común y precaución cuando abordes cualquier tipo de reacción y no dependas solamente de esta práctica por tu bien y seguridad.

Guion: Libera energías heredadas

Las energías heredades (o generacionales) pueden ser cualquier tipo de bagaje emocional que te hayan pasado tus ancestros. Aunque este tipo de energía técnicamente no es tuyo en términos de haberse originado en tu cuerpo, de todas maneras puede tener un gran impacto en ti. Este guion es una gran manera de liberar la energía heredada, incluso si no sabes dónde o quién te la heredó o específicamente qué es.

Paso 1: Usa esta declaración base mientras haces golpeteo en el punto de golpe de karate

Empieza diciendo la declaración base mientras haces golpeteo continuo en el punto de golpe de karate. Puedes elegir una de las siguientes declaraciones base y repetirla tres veces o usar las tres declaraciones y decir una vez cada una.

> *Aunque tengo esta energía heredada bloqueada en el cuerpo, de todas formas puedo estar bien.*
> *Aunque estoy cargando energía de mis ancestros, es hora de soltarla.*
> *Aunque pude haber heredado energía que me provoca ansiedad, estoy listo para seguir adelante.*

Paso 2: Da golpecitos en el resto de los puntos

Ahora, utiliza los puntos de la TLE o puntos de golpeteo de chakras para continuar con el guion y da golpecitos en el resto de los puntos en orden, de la parte superior de la cabeza hasta volver al punto de golpe de karate. Haz tantas rondas como necesites hasta sentirte mejor.

Ya te di varias frases que puedes usar. Te sugiero usar una frase para cada punto de golpeteo, rotando a lo largo de toda la lista de frases una y otra vez hasta que estés listo para dejar de hacer golpeteo. Recuerda trabajar con tus propias palabras y frases conforme se te ocurran.

> *Estoy guardando esta energía vieja que no es mía.*
> *Mi cuerpo está siendo afectado por esta ansiedad heredada.*

Por algún motivo mi cuerpo está arrastrando energías de mis ancestros.
Esta ansiedad heredada puede contribuir con mi ansiedad.
Puede estar haciendo que me cueste trabajo sentirme seguro.
Esta energía ni siquiera es mía.
Esta energía heredada está bloqueada en mi cuerpo.
Esta energía que ya no me sirve.
Mi cuerpo ya no necesita aferrarse a esta vieja ansiedad generacional.
Mi cuerpo la ha arrastrado por mucho tiempo.
Estas energías heredadas en mi cuerpo.
Ni siquiera soy yo quien debe cargarlas.

Paso 3: Haz una última ronda de golpeteo positivo

Una vez que te sientas mejor, haz una última ronda de golpeteo positivo (repasando todos los puntos).

Honro mi cuerpo por mantener esta energía heredada.
Estoy listo para soltarla ahora.
Estoy sanando por toda mi familia ahora.
Puedo sanar estas viejas energías ahora.
Puedo avanzar.
Es hora de soltar.
Estoy listo para soltar ahora.
Es hora de que sane.
Estoy libre de esta vieja energía.
Mi familia también está libre ahora.
Sané por todos nosotros.
Estoy sanando.
Ahora estoy bien.

Guion: Alivia la incomodidad al procesar

Durante y después del trabajo de energía, recuerda que estás cambiando y reequilibrando tu energía. Quizá recuerdes que previamente llamamos a este periodo procesamiento. Tu cuerpo y su campo de energía (que se extiende más allá de tu cuerpo físico) simplemente están atravesando un proceso de ajuste. No todos sienten estos cambios como algo incómodo o ni siquiera los sienten. No obstante, si tú sí los sientes, te ofrezco este guion de golpeteo. Además, te ayudará hacer un poco de conexión con la tierra y beber más agua, ya que no estar sustentado o estar deshidratado hará que a las energías de tu cuerpo les cueste trabajo ajustarse. Simplemente tienes que tomar un descanso de las liberaciones grandes por un día hasta que tu cuerpo se ponga al corriente.

Paso 1: Utiliza una declaración base mientras haces golpeteo en el punto de golpe de karate

Empieza diciendo la declaración base mientras haces golpeteo continuo en el punto de golpe de karate. Puedes elegir una de las declaraciones base y repetirla tres veces al día o usar las tres declaraciones y decir una vez cada una.

> *Aunque ahora me siento peor, elijo dejar que esta energía se mueva a través de mí.*
> *Aunque me siento _____ (explica cómo te sientes), puedo estar bien de todas maneras.*
> *Aunque no me siento bien, puedo estar bien.*

Paso 2: Da golpecitos en el resto de los puntos

Ahora, utiliza los puntos de la TLE o los puntos de golpeteo de chakras para seguir con el guion y da golpecitos en los puntos en orden, desde la punta de la cabeza hasta volver al punto de golpe de karate. Haz cuantas rondas necesites hasta sentirte mejor.

Ya te di varias frases que puedes usar. Te sugiero usar una frase para cada punto de golpeteo, rotando a lo largo de la lista de frases una y otra vez hasta que sientas que estás listo para dejar de hacer golpeteo. Recuerda trabajar con tus propias palabras y frases conforme se te ocurran.

Nota: Para aliviar la incomodidad por el procesamiento es indispensable que expliques exactamente cómo te sientes. Asegúrate de ser específico y siéntete libre de desahogarte a lo largo de todos los puntos utilizando tus propias descripciones sobre cómo te sientes, incluso si se desvían del guion.

Me siento tan ____ (describe tus síntomas emocionales o físicos).
Simplemente no me siento bien.
Siento incomodidad en mi ______.
Me siento muy ______ (desesperanzado, agotado, raro, etcétera).
Siento que todas las emociones viejas se mueven.
Ha habido demasiado bloqueado en mí por mucho tiempo.
Mi cuerpo realmente está sintiendo el cambio.
No me siento nada bien.
Me está poniendo _____ (ansioso, frustrado, etcétera).
Este procesamiento me está haciendo sentir ______.
Espero que esto desaparezca pronto.
No estoy seguro de qué hacer.
Me siento _____.

Paso 3: Haz una última ronda de golpeteo positivo

Cuando te sientas mejor, haz una última ronda de golpeteo positivo (a través de todos los puntos).

Puedo dejar que esta energía fluya a través de mí.
Puedo procesar con facilidad.
Procesar me será cada vez más fácil.
Mi cuerpo ya está sacando esta energía.
A partir de ahora simplemente mejorará.
Toda esa vieja energía está saliendo de mi campo de energía.
Simplemente me siento mal por ese motivo.
Puedo procesar con facilidad.
Ahora estoy bien.
Mi cuerpo puede relajarse.

Guion: Ansioso pero no sabes por qué

Cuando nos sentimos muy ansiosos puede resultar difícil concentrarnos en algo que nos ayude a sentirnos mejor. Este guion de golpeteo es perfecto para cuando te sientes demasiado alterado como para hacer trabajo más profundo y abordar las emociones bloqueadas, experiencias no procesadas y creencias dañinas. Este guion te ayudará a mover suficiente energía para luego poder usar el enfoque fundacional que aprendiste en este libro.

Paso 1: Utiliza la declaración base mientras haces golpeteo en el punto de golpe de karate

Empieza diciendo la declaración base mientras haces golpeteo continuo en el punto de golpe de karate. Puedes elegir una de las siguientes declaraciones base y repetirla tres veces o usar las tres declaraciones y decir una vez cada una.

> *Aunque me siento ____ (explica cómo te sientes) sobre todo en mi _____ (describe cómo lo sientes en tu cuerpo, si es que lo sientes así), ya me puedo relajar.*
> *Aunque me siento tan nervioso y terrible, ya puedo soltarlo.*
> *Aunque es posible que me sienta ansioso por ______ (ve si identificas algo que esté detonándote en general), elijo liberarlo.*

Paso 2: Da golpecitos en el resto de los puntos

Ahora, usa los puntos de la TLE o puntos de golpeteo de chakras para continuar con el guion y da golpecitos en el resto de los puntos en orden, de la parte superior de la cabeza hasta regresar al punto de golpe de karate. Haz cuantas rondas necesites hasta sentirte mejor.

Te he dado varias frases que puedes usar. Te sugiero usar una frase para cada punto de golpeteo, rotando a lo largo de la lista de frases una y otra vez hasta que estés listo para dejar de hacer golpeteo. Recuerda trabajar con tus propias palabras y frases conforme se te ocurran.

> *Simplemente no puedo relajarme.*
> *A veces me siento mal.*
> *Lo siento en mi ____ (menciona la parte del cuerpo)*

Ni siquiera estoy seguro de qué me está afectando.
No sé qué hacer.
Simplemente sigo pensando en _______.
Me pone ansioso.
Estoy cansado de sentirme así.
Me siento tan ______.
Siento que las cosas están fuera de mi control.
Odio no saber por qué me siento así.
Me siento tan _____.
Esta ansiedad está tomando el control.

Paso 3: Haz una última ronda de golpeteo positivo

Cuando te sientas mejor, haz una última ronda de golpeteo positivo (a lo largo de todos los puntos).

Puedo dejar que esta energía fluya a través de mí.
Mi cuerpo está listo para sacar esta energía.
Toda esa vieja energía está saliendo de mi campo de energía.
Estoy listo para soltarlo ahora.
Ya me puedo relajar.
Ya puedo estar en calma.
Estoy liberando esa vieja energía.
Todo puede estar bien.
Me estoy relajando…
Está todo bien para relajarme.
Ahora estoy bien.
Todo está bien.
Estoy a salvo.

Guion: Sentirse fuera de control

Muchos crecimos creyendo que si pudiéramos tener el control, todo estaría bien. Este guion de golpeteo es muy bueno para cuando te cuesta trabajo soltar las cosas o necesitas controlar y como resultado te sientes ansioso.

Paso 1: Usa la declaración base mientras haces golpeteo en el punto de golpe de karate

Empieza diciendo la declaración base mientras haces golpeteo continuo en el punto de golpe de karate. Puedes elegir una de las siguientes declaraciones y repetirla tres veces o utilizar las tres declaraciones y decir una vez cada una.

Aunque me siento fuera de control _____ (añade cualquier detalle que puedas) sobre todo en mi ____ (describe cómo lo sientes en tu cuerpo, si es que los sientes ahí), de todas maneras puedo estar bien.
Aunque me siento tan inquieto y fuera de control, de todas maneras puedo estar bien.
Aunque me siento ansioso cuando no puedo controlar cosas como ______ (da ejemplos de cosas que se te vengan a la mente), de todas maneras puedo estar bien.

Paso 2: Da golpecitos en el resto de los puntos

Ahora, usa los puntos de la TLE o puntos de golpeteo de chakras para continuar con el guion y da golpecitos en el resto de los puntos en orden, de la parte superior de la cabeza hasta regresar al punto de golpe de karate. Haz cuantas rondas necesites hasta sentirte mejor.

Te he dado varias frases que puedes usar. Te sugiero usar una frase para cada punto de golpeteo, rotando a lo largo de la lista de frases una y otra vez hasta que estés listo para dejar de hacer golpeteo. Recuerda trabajar con tus propias palabras y frases conforme se te ocurran.

Necesito tener el control.
Me siento muy fuera de control.
Lo siento en mi _____ (menciona la parte del cuerpo).
Preferiría tener el control.
No sé qué hacer.
Simplemente sigo sintiendo que si no pudiera controlar las cosas, entonces ______ pasará.

Me causa mucha ansiedad estar fuera de control.
Me siento inseguro. (Puedes sustituir esto por algo más centrado para el momento, si lo deseas.)
Siento impotencia. (Puedes sustituir esto por algo más centrado para tu situación del momento, si lo deseas.)
Siento que es terrible no poder cambiar las cosas.
Simplemente quiero sentir que tengo el control.
Temo que si no puedo controlar esto, entonces ______ pasará.
Siento mucho miedo.

Paso 3: Haz una última ronda de golpeteo positivo

Cuando te sientas mejor, haz una última ronda de golpeteo positivo (a lo largo de todos los puntos).

Estoy listo para estar bien ahora.
Puedo relajarme aunque no tenga el control.
Ya puedo estar en calma.
Voy a estar bien.
Puedo soltar.
Estoy soltando...
Estoy a salvo.
Todo está bien.
Yo estoy bien.
Estoy bien sin importar qué pase.
Ya puedo relajarme.
Estoy bien sin importar qué pase.
Es hora de relajarme.

Guion: Calma la respuesta de pelear, huir o quedarte helado

Como aprendiste en los capítulos 1 y 2, la respuesta de pelear, huir o quedarte helado contribuye en gran medida con la ansiedad y hace que tu cuerpo se ponga en modo de descontrol. Este guion de golpeteo trabaja la respuesta de pelear, huir o quedarte helado en el cuerpo para ayudarte a calmarte y sanar.

Paso 1: Usa la declaración base mientras haces golpeteo en el punto de golpe de karate

Empieza diciendo la declaración base mientras haces golpeteo continuo en el punto de golpe de karate. Puedes elegir una de las siguientes declaraciones y repetirla tres veces o utilizar las tres declaraciones y decir una vez cada una.

Aunque me siento muy detonado ahora _____ (si puedes, explica a detalle cómo te sientes) y siento que ____ (describe cómo lo sientes en tu cuerpo, si es que lo sientes ahí), elijo estar en calma.
Aunque me siento muy _______ (en pánico, sudoroso, etcétera), de todas formas puedo estar bien.
Aunque sé que mi respuesta de pelear, huir o quedarme helado se ha detonado, doy a mi cuerpo permiso de calmarse ahora.

Paso 2: Da golpecitos en el resto de los puntos

Ahora, usa los puntos de la TLE o puntos de golpeteo de chakras para continuar con el guion y da golpecitos en el resto de los puntos en orden, de la parte superior de la cabeza hasta regresar al punto de golpe de karate. Haz cuantas rondas necesites hasta sentirte mejor.

Te he dado varias frases que puedes usar. Te sugiero usar una frase para cada punto de golpeteo, rotando a lo largo de la lista de frases una y otra vez hasta que estés listo para dejar de hacer golpeteo. Recuerda trabajar con tus propias palabras y frases conforme se te ocurran.

Simplemente me siento muy detonado. (Si puedes identificar otra emoción como temeroso, nervioso, etcétera, está bien.)
Me siento _______ (temeroso, nervioso, etcétera).
Lo siento en mi ______ (menciona la parte del cuerpo).
No estoy seguro de qué pasó. (Si estás seguro, entonces di: Creo que lo que lo detonó fue _______.)
Mi cuerpo está muy acelerado.
Paso mucho tiempo pensando que ______.
Me causa tanta ansiedad.

Esto me recuerda cuando ______.
Me sentía tan _____.
Me siento _____.
Toda esta ansiedad en mi cuerpo.
Mi cuerpo está en modo de descontrol.
Me cuesta trabajo calmarme.

Paso 3: Haz una última ronda de golpeteo positivo

Cuando te sientas mejor, haz una última ronda de golpeteo positivo (a lo largo de todos los puntos).

Estoy listo para calmarme.
Ya puedo relajarme.
Mi cuerpo puede calmarse ahora.
Estoy liberando esa vieja energía.
Todo puede estar bien.
Me estoy relajando...
Está bien que me relaje ahora.
Estoy bien ahora.
Todo está bien.
Estoy a salvo.
Está bien que permita que mi cuerpo se relaje.
Estoy a salvo.
Estoy seguro.

Guion: Cuando otros te detonan

Es común (y fácil) permitir que otros nos detonen, en especial porque no podemos controlar a otras personas. Este guion es una gran manera de liberar energía cuando alguien a quien amas —o alguien a quien ni siquiera conoces— te detona.

Paso 1: Usa la declaración de inicio mientras haces golpeteo en el punto de golpe de karate

Empieza diciendo la declaración base mientras haces golpeteo continuo en el punto de golpe de karate. Puedes elegir una de las siguientes declaraciones y repetirla tres veces o utilizar las tres declaraciones y decir una vez cada una.

Aunque me siento muy provocado por ____ (inserta el nombre de la persona o describe al grupo de personas en caso de que aplique; por ejemplo, mi familia o toda la gente feliz de Facebook) y eso me hace sentir (describe cómo te sientes, quizá te sientes rechazado, enojado, etcétera), elijo reclamar mi propia energía.
Aunque me siento tan _____ (triste, frustrado, etcétera) porque ______ (describe por qué piensas que te está detonando), de todas formas puedo estar bien.
Aunque me siento tan detonado, doy permiso a mi cuerpo para que se calme ahora.

Paso 2: Da golpecitos en el resto de los puntos

Ahora, usa los puntos de la TLE o puntos de golpeteo de chakras para continuar con el guion y da golpecitos en el resto de los puntos en orden, de la parte superior de la cabeza hasta regresar al punto de golpe de karate. Haz cuantas rondas necesites hasta sentirte mejor.

Te he dado varias frases que puedes usar. Te sugiero usar una para cada punto de golpeteo, rotando a lo largo de la lista de frases una y otra vez hasta que estés listo para dejar de hacer golpeteo. Recuerda trabajar con tus propias palabras y frases conforme se te ocurran.

Simplemente me siento muy detonado porque ____. (¿Por qué crees que esto te está afectando de esta forma?)
Lo siento en mi ____ (describe dónde lo sientes en tu cuerpo, en caso de que sea así).
Estoy tan ______ (describe cómo te sientes).
Cuando otras personas ____ (ignoran mis sentimientos, me ignoran, no me dejan hablar, etcétera), me siento muy molesto.
Mi cuerpo está muy alterado ahora.
Me preocupa que ______ (nunca me voy a calmar, tal persona se enfadará conmigo para siempre, etcétera).

Me pone tan ansioso.
Me recuerda cuando _____.
Me sentía tan ____.
Me siento _____.
Toda esta ansiedad por causa de ____ (nombre de la persona o grupo de personas) que me detonaron.
Mi cuerpo realmente está desquiciado por esto.
Me cuesta trabajo soltarlo.

Paso 3: Haz una última ronda de golpeteo positivo
Cuando te sientas mejor, haz una última ronda de golpeteo positivo (a lo largo de todos los puntos).

Estoy listo para soltarlo ahora.
Puedo relajarme incluso si _____ (menciona el peor escenario posible como "Bob nunca me perdona").
Mi cuerpo ya puede relajarse.
Estoy liberando toda esta adrenalina.
Puedo confiar en que estaré bien sin importar qué pase.
Me estoy relajando…
Está bien.
Estoy bien sin importar qué pase.
Me estoy relajando…
No pasa nada si mis relaciones no son perfectas.
De todas maneras puedo estar bien.
Todo está bien.
Estoy a salvo.

Guion: Soy demasiado sensible

Si eres energéticamente sensible, quizá descubras que te sientes detonado por todo. Esto puede ser muy frustrante y desalentador, pero te prometo que si haces todo el trabajo contenido en este libro, tu sistema se volverá más fuerte que nunca. Si aparentemente sientes las emociones de forma más intensa que quienes te rodean, quizá seas energéticamente sensible. Este guion, en especial si se usa con frecuencia, te ayudará a que el mundo a tu alrededor te afecte menos y a que te centres más en tu maravilloso campo de energía.

Paso 1: Usa la declaración base mientras haces golpeteo en el punto de golpe de karate

Empieza diciendo la declaración base mientras haces golpeteo continuo en el punto de golpe de karate. Puedes elegir una de las siguientes declaraciones y repetirla tres veces o utilizar las tres declaraciones y decir una vez cada una.

Aunque a veces me siento como una esponja del mundo que me rodea, elijo reapropiarme de mi propia energía.
Aunque a veces me siento muy desconcertado por las cosas y siento que no puedo con la vida, elijo cambiar este patrón.
Aunque soy demasiado sensible, doy permiso a mi cuerpo para que se sienta fuerte y centrado.

Paso 2: Da golpecitos en el resto de los puntos

Ahora, usa los puntos de la TLE o puntos de golpeteo de chakras para continuar con el guion y da golpecitos en el resto de los puntos en orden, de la parte superior de la cabeza hasta regresar al punto de golpe de karate. Haz cuantas rondas necesites hasta sentirte mejor.

Te he dado varias frases que puedes usar. Te sugiero usar una frase para cada punto de golpeteo, rotando a lo largo de la lista de frases una y otra vez hasta que estés listo para dejar de hacer golpeteo. Recuerda trabajar con tus propias palabras y frases conforme se te ocurran.

Me siento muy sensible.
Siento que otras personas pueden manejar las cosas con demasiada facilidad.
¿Por qué yo?
A veces me siento como esponja del mundo.
Quizá mi cuerpo tiene el hábito de querer abarcar todo.
Quiero sentirme más centrado y protegido.
Me hace sentir muy ansioso ser tan sensible.

El patrón que tiene mi cuerpo de abarcar todo.
Esta sensibilidad energética.
Me siento tan sensible.
Desearía poder sentirme fuerte y estable sin importar qué esté pasando.
Mi cuerpo realmente se ve afectado por el mundo que me rodea.
Me cuesta trabajo mantenerme en mi propio campo de energía.

Paso 3: Haz una última ronda de golpeteo positivo

Cuando te sientas mejor, haz una última ronda de golpeteo positivo (a lo largo de todos los puntos).

Puedo sentirme fuerte y centrado.
Incluso si siento todo, no tengo que abarcarlo.
Puedo tener un campo de energía protegido.
Soy fuerte y estoy protegido.
Puedo aprender a abarcar solamente lo que es mío.
Soy resistente.
Estoy a salvo.
Estoy bien sin importar qué pase.
Me siento protegido…
Estoy a salvo.
Puedo estar bien.
Todo está bien.
Estoy seguro.

* * * * * * * * * * * * * * *

Preguntas de charla para grupos de apoyo, clubes de lectura y organizaciones

1. ¿Hay alguna manera en la que la ansiedad te sirva? ¿Qué podrías extrañar sobre la ansiedad una vez que la superes? (Estas preguntas requieren de mucha valentía para responderse de forma sincera.)
2. Si pudieras hacer un libro sobre la trayectoria que has tenido con ansiedad, ¿cuál sería el título?
3. ¿Cuál fue tu momento de mayor descubrimiento en el libro? ¿Por qué?
4. ¿Hay algo con lo que no estés de acuerdo o que no resuene contigo en este libro? ¿Por qué?
5. ¿Qué línea o parte del libro quieres copiar en un pósit para pegarlo en tu escritorio o tu cama?
6. ¿Este libro cambió tu perspectiva sobre la sanación o simplemente confirma lo que ya crees o sabes?
7. ¿Qué partes del libro te han hecho pensar más?
8. ¿Qué técnica es tu favorita o te ayuda a sentir más empoderado? ¿Por qué?
9. ¿Quién quisieras que leyera este libro pero sabes que no lo hará? ¿Por qué no lo hará y por qué crees que debería leerlo?

10. ¿Qué partes o técnicas es más probable que le enseñes a un ser querido? ¿Con quién te gustaría más compartir esto y por qué?
11. Si pudieras preguntar algo a Amy, ¿qué sería?
12. Si hubieras leído este libro antes, ¿crees que hubiera cambiado tu camino en la vida?

A Amy le encanta hablar con sus lectores sobre sus libros y trabajo. Si eres parte de un club de lectura o de otro grupo que esté leyendo el libro en conjunto, siéntete libre de contactar a Amy a través de su sitio web (www.amybscher.com) y acordar una visita en persona o vía Skype.